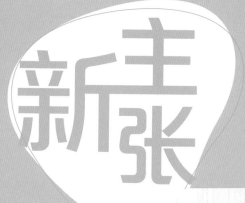

完美备孕新主张

马良坤 主 编

北京协和医院妇产科主任医师、教授
七田真孕期教育科学家

秦文芝 副主编

航空总医院妇产科副主任、主任医师

U0216552

中国轻工业出版社

图书在版编目（CIP）数据

完美备孕新主张 / 马良坤主编 . —北京：中国轻
工业出版社，2023.3
ISBN 978-7-5184-2463-4

Ⅰ.①完… Ⅱ.①马… Ⅲ.①孕妇－妇幼保健－基本
知识 Ⅳ.①R715.3

中国版本图书馆 CIP 数据核字（2019）第 079821 号

责任编辑：付 佳

策划编辑：翟 燕 付 佳 责任终审：唐是雯 封面设计：悦然文化
版式设计：杨 丹 责任校对：晋 洁 责任监印：张京华

出版发行：中国轻工业出版社（北京东长安街 6 号，邮编：100740）
印 刷：北京博海升彩色印刷有限公司
经 销：各地新华书店
版 次：2023 年 3 月第 1 版第 6 次印刷
开 本：720×1000 1/16 印张：13
字 数：230 千字
书 号：ISBN 978-7-5184-2463-4 定价：49.80 元
邮购电话：010-65241695
发行电话：010-85119835 传真：85113293
网 址：http://www.chlip.com.cn
Email：club@chlip.com.cn
如发现图书残缺请与我社邮购联系调换
230315S3C106ZBQ

"不要让孩子输在起跑线上"——现在听到这句话的频率越来越频繁。然而，对一个生命来说，起跑线在哪儿呢？现在很多人将它定在了是精子与卵子相遇的那一刻！

父母备孕情况决定了宝宝的先天素质。如今，人们对备孕、怀孕时营养、运动、情绪等越来越重视。但进入"备孕战斗"中会发现，将方方面面的注意事项付诸实践很难。

很多备孕夫妻会有这样的困扰：

"我知道要补充营养，但应该怎样补充才合理呢？有没有一个切实可行的强化营养方案，比如每天怎么补充蛋白质才能满足身体需求？"

"很多书里都说要暖宫，要运动，但怎样暖宫更健康，什么样的运动才有利于孕期健康？"

············

现在的夫妻对备孕提出了更高的要求，他们已经从仅仅了解基础备孕知识——不能吸烟、不能喝酒的"义务教育"毕业了，升级到了"大学生"甚至"研究生"阶段。

有鉴于此，我推出了这本《完美备孕新主张》，力求帮助备孕夫妻把理论知识更好地付诸实践，让备孕更有针对性，尽量做到简单明了。比如运动，制订全面的运动计划，有针对性地锻炼脊椎、核心肌群、柔韧性等。此外，还对影响怀孕的病症进行调理指导，以及如何准备人工受孕。让所有的备孕夫妻都能轻松、愉悦地享受备孕时光。

最后，祝愿所有的备孕夫妻都能"赢在射精前"，愿所有的生命都能赢在"精卵结合的起跑线上"！

目录
CONTENTS

完美备孕，让孕力升级

备孕女性

Chapter 2 科学受孕，提高成功率

孕前1周

调养好病症，为好孕扫清障碍

Chapter 4

很久未孕别灰心，
人工受孕也能好孕

完美备孕，
让孕力升级

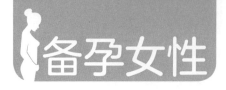

健康子宫影响孩子一生

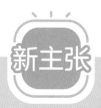

新主张

不用在意"子宫年龄"

一些电视节目及杂志频繁地出现"子宫年龄""卵子老化"等词汇，让那些工作忙碌、生活不规律的女性非常紧张。其实子宫是由肌肉组成的脏器，并不会突然变老。虽然怀孕的成功率会在 30 岁之后降低，但与子宫老化并没有直接关系。子宫老化，是缓慢进行的。举个极端的例子，如果将卵巢和激素的作用排除，只讨论变老的子宫能否成为胎儿的温床的话，50 岁的子宫也没有问题。

因此，关注子宫健康问题，应该综合考虑，如下丘脑和卵巢是否正常联动、激素是否正常分泌、排卵和月经是否正常等，而不要单纯在意"子宫年龄"。

暖宫不仅暖肚子，要从根本抓起

由于当今工作、生活节奏越来越快，很多 80 后、90 后备孕女性都喜欢用"暖宫贴"来对付宫寒。这对小腹冷痛的确有一定的缓解作用，但不能治本，且对身体有一定的副作用，如果使用不当，可能导致低温烫伤、工业胶致癌等。

女性脾肾阳虚，不能很好地运化体内的水湿之气，故而内寒日益积聚。女性原本属于阴柔之体，阴气相对偏盛，脏腑的功能相对较弱，很容易受到寒邪之气的侵袭。

由此看来，宫寒不是一朝一夕形成的，除体质原因外，与生活习惯也有很大关系，夏天长时间待在空调房间内，喜食生冷寒凉食物等，都容易导致宫寒。

因此，暖宫不仅暖肚子，还得从根本抓起。

子宫：胎宝宝的温暖房间

子宫是女性生殖系统中的重要器官，也是胎宝宝生长发育的地方。备孕夫妇尽早了解子宫的解剖结构极其重要。子宫和肾脏等诸多脏器都有关联，通过了解子宫，可以大体了解其他相关器官的生理机能是否正常，如脑垂体、下丘脑、卵巢等，有无排卵障碍，是否具备生育的基本条件等。

● 探秘子宫

子宫位于盆腔中部，在膀胱与直肠之间，其位置会随膀胱与直肠的充盈程度或体位而有所变化。正常成年女性的子宫形状为倒置三角形（或扁梨形），前面扁平，后面稍突出，宫腔深约 6 厘米。子宫上方两角为"子宫角"，通向输卵管；下端较窄，为峡部，呈圆柱状，长约 1 厘米，突出于阴道的上部。峡部在妊娠期会逐渐扩展，临产时形成子宫下段。

● 子宫的发育受何影响

子宫的发育受多种因素影响。正常情况下，女性身体发育成熟后，子宫理所当然具备了生育能力。但如果脑垂体、下丘脑、卵巢等器官存在"故障"，就会造成子宫发育迟缓，甚至导致生育能力丧失。

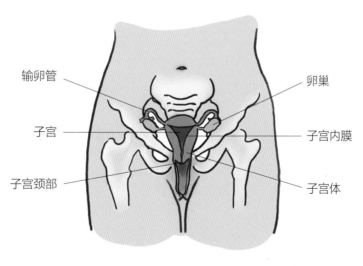

输卵管　　　卵巢

子宫　　　子宫内膜

子宫颈部　　　子宫体

子宫示意图

子宫内膜：孕育新生命，"土壤"要肥沃

在雌激素与孕激素的作用下，子宫内膜在一个月经周期中会随着卵泡的生长而逐渐增生、变厚。

子宫内膜厚度变化表

时间	厚度（毫米）	时间	厚度（毫米）
月经来潮前 3 天	8	月经来潮前 1 天	9
月经来潮前 2 天	8.5	月经来潮当天	11

排卵后，整个子宫内膜松软且为受精卵的种植做好充分准备。孕激素是调控子宫内膜的主要激素，作用如下。

1 使子宫肌肉松弛，活动能力降低，有利于受精卵在子宫腔内生长发育。

2 使增生期子宫内膜转化为分泌期子宫内膜，从而使子宫内膜腺上皮细胞分泌一种营养物质——糖原，为受精卵着床做好准备。

3 使子宫颈口闭合，黏液减少、变稠，拉丝度降低。

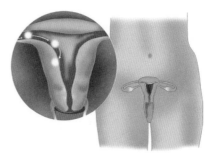

子宫内膜是孕育新生命的土壤

"种宝宝"需要阳光雨露

子宫就像培育幼苗的土地，如果想要在土地上长出苗壮的庄稼，一定离不开阳光雨露——阳光给予温暖，雨露进行灌溉。

古医书中有记载：夫寒冰之地，不生草木，重阴之渊，不长鱼龙。今胞胎既寒，何能受孕？说的就是阴森寒冷的地方寸草不生，没有生命力，而宫寒也不利于怀孕。可见子宫的温暖和滋润关系着宝宝的健康，而所谓的阳光和雨露，相当于肾阳和肾阴。中医认为，肾阳不足，会导致宫寒不孕，阳虚停育。

"肾主胞宫"，意思是说子宫周围有许多经脉，与肾脏相通，接收肾脏传给子宫的能量。胎儿在成长的时候，依靠这些能量苗壮成长，如果肾气不足、阳气不充盈，会直接影响胎儿的"居住环境"。

寒则凝，寒冷的土壤不能发芽

只要到了秋冬季节，天气稍转凉，便全身怕冷，这是典型的虚寒证，最明显的表现是手脚冰凉。中医有"寒则凝"的说法，也就是说，受到寒气的侵袭，出现气血凝滞，导致整体气血循环不畅。这样就会引起子宫气血不畅，从而导致"宫寒"，严重时会诱发不孕。

● 寒不寒早知道——2招辨别体内寒气

通过面色看寒气

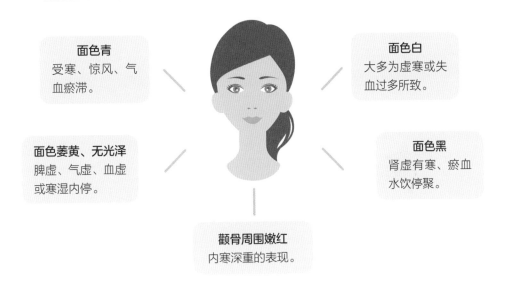

面色青
受寒、惊风、气血瘀滞。

面色白
大多为虚寒或失血过多所致。

面色萎黄、无光泽
脾虚、气虚、血虚或寒湿内停。

面色黑
肾虚有寒、瘀血水饮停聚。

颧骨周围嫩红
内寒深重的表现。

通过痰可辨寒热
咳出的痰是清稀、白色泡沫状，甚至像清水一样，一般属于寒证。

● 赶宫寒——养成好习惯，"温暖"一辈子

中医所说的胞宫，不仅仅是孕育宝宝的那个"家"，范围要更大些，包括子宫、卵巢等多个器官。

胞宫其实是最怕寒冷的。"百病起于寒"，胞宫受寒易造成血气遇寒凝结，主要症状表现为下腹坠胀、疼痛，得温则缓和。

养成良好的生活习惯，可以让子宫温暖一辈子。改掉时常吃冷饮的习惯，夏天喝温水，不将空调温度调得过低（使身体不易出汗即可）；隆冬时节不着装单薄或穿低腰裤，要重视腰腹部及双脚的保暖。

常做子宫操，有益子宫健康

无论是子宫按摩操还是瑜伽体操，都可以促进血液循环，增加腹肌力量，有益子宫健康。

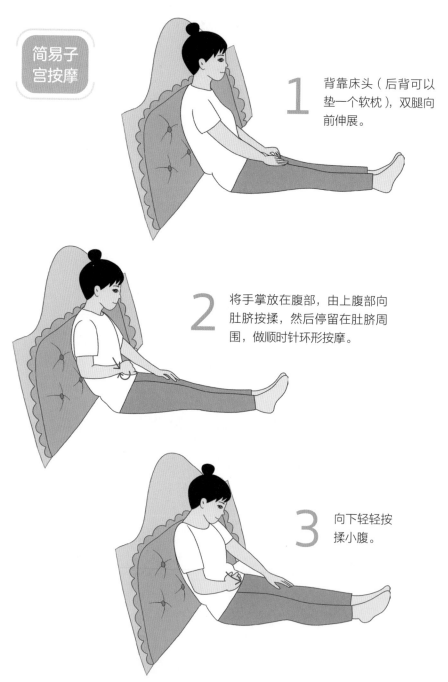

简易子宫按摩

1 背靠床头（后背可以垫一个软枕），双腿向前伸展。

2 将手掌放在腹部，由上腹部向肚脐按揉，然后停留在肚脐周围，做顺时针环形按摩。

3 向下轻轻按揉小腹。

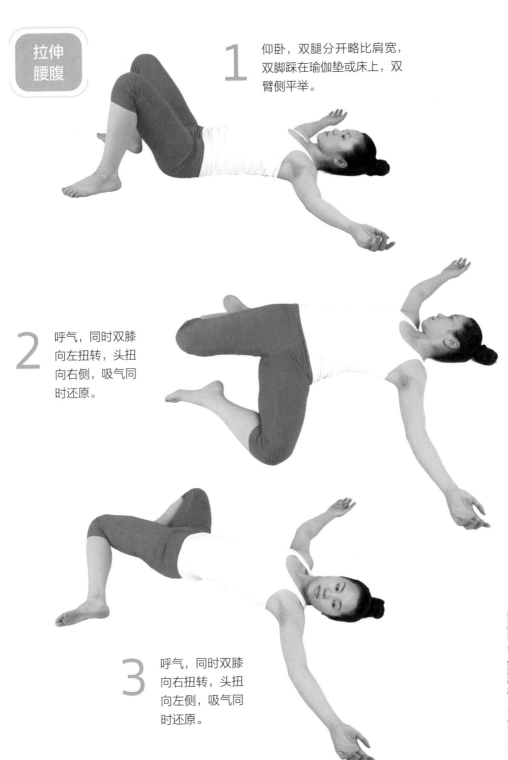

拉伸
腰腹

1 仰卧，双腿分开略比肩宽，双脚踩在瑜伽垫或床上，双臂侧平举。

2 呼气，同时双膝向左扭转，头扭向右侧，吸气同时还原。

3 呼气，同时双膝向右扭转，头扭向左侧，吸气同时还原。

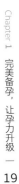

制订全面的暖宫计划

● 热水 + 姜片泡脚

俗话讲"寒从脚下起",脚的皮肤薄,脂肪少,保暖性差,再加上没有充足气血的温煦,所以脚掌皮肤温度最低,也最容易受到寒邪的侵袭。特别是到了冬天,天气寒冷,脚更易受寒。坚持用热水泡脚有利于促进气血运行,疏通经络,解表散寒,能有效缓解手脚冰凉,温暖全身,促进脑部供血等。如果能在热水中加入生姜片、花椒等,会加强祛风散寒的功效。

● 每日搓脚 100 次

中医认为,"脚是人的第二心脏",搓脚心能刺激脚上的大部分穴位,有助于驱走寒气,暖和身体。每晚洗脚后仰卧在被窝中,先把左脚伸直,脚背放平,用右脚心搓左脚背 100 次,然后把右脚伸直,脚背放平,用左脚心搓右脚背 100 次,以搓热为度。坚持一个月,就会发现自己不怕冷了,失眠也好转了。

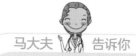

马大夫 告诉你

多吃补气暖身的食物

羊肉、牛肉、红枣、桂圆、山药、花生、韭菜等可驱除体寒、滋养血脉,有很好的补气暖身功效。

食谱举例:红糖山楂桂圆汤、阿胶红枣核桃膏、韭菜炒鳝鱼丝。

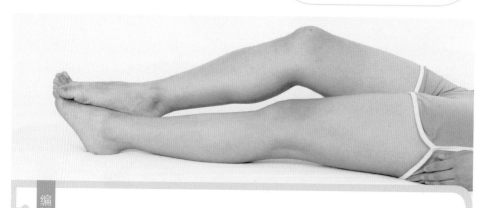

时刻保持"脚炉"热度

编辑手札

常搓脚,就会产生一个念头:脚像"火炉"一样,为全身供暖! 查了一下相关书籍,书上说从全身理论来讲,脚后跟是子宫和卵巢的反射区。很多女性在冬季容易忽略对脚的保护,经常在家中光脚穿拖鞋,这就使子宫和卵巢的反射区曝露在外,很容易导致宫寒。

6 大穴位调宫寒

● 足三里穴：促进排卵

足三里穴是"足阳明胃经"的主要穴位之一。中医认为，按摩足三里穴有调节机体免疫功能、调理脾胃、补中益气、扶正祛邪的作用。足三里穴与后面介绍的几个穴位共同按摩，有促进排卵的功效，对气血虚弱、体质虚寒的女性，有提高受孕的作用。

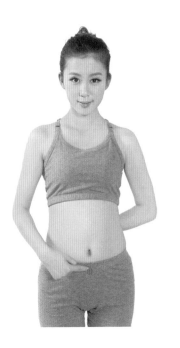

具体位置：犊鼻穴下 3 寸，胫骨前嵴外 1 横指处。

快速取穴：屈膝，找到外膝眼即是犊鼻穴，沿犊鼻穴向下用四指的宽度（食指、中指、无名指、小指四指并拢，以中指中节横纹为标准线）量出的 3 寸位置处即是足三里穴。

按摩方法：用拇指抵住足三里穴，用力掐按 3 分钟，以有酸胀感为度。

● 气海穴：温中回阳

气海穴又叫"丹田"，是元气汇集的穴位，可温中回阳，有"气海一穴暖全身"的说法，对维持生殖系统功能很重要。按摩此穴可以调理月经不调、子宫出血、经期腹胀、痛经等。而且，对调理男性性功能低下、早泄及体倦乏力等病症也有帮助。

具体位置：前正中线上，脐下 1.5 寸。

快速取穴：连接肚脐和耻骨画一条直线，分成十等份，距肚脐 3/10 位置处即是气海穴。

按摩方法：用拇指或食指指腹按压气海穴 3~5 分钟，力度适中。

天枢穴：保暖补气

很多女性生理期有腹胀、腹泻的情况，可以通过按压此穴得到缓解。平常按摩天枢穴还可以滋养全身，暖子宫，帮助女性瘦身，消除腹部脂肪。按摩此穴还有助调理胃经，调节大肠功能，改善便秘，让女性远离痘痘及口臭。

具体位置：肚脐两旁 2 寸之处，左右各一个。

快速取穴：拇指与小指弯曲，中间三指并拢，食指指腹贴在肚脐中心，无名指所在的位置即是天枢穴。

按摩方法：用大拇指逆时针按揉 1 分钟。

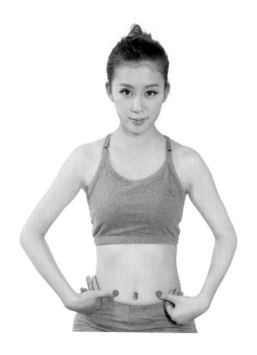

血海穴：理血活血

血海穴是活血化瘀的主要穴位，临床上用于调理贫血、子宫出血等。按压此穴可减轻痛经，缓解妇女产后出现的各种酸痛症状，还有美化女性肌肤、淡化脸上斑点的作用。

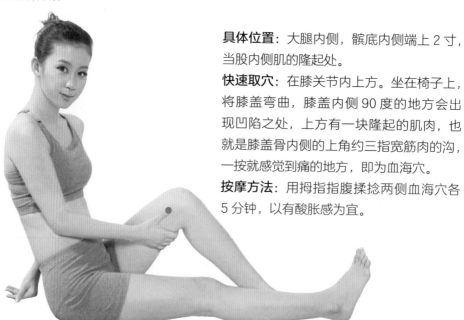

具体位置：大腿内侧，髌底内侧端上 2 寸，当股内侧肌的隆起处。

快速取穴：在膝关节内上方。坐在椅子上，将膝盖弯曲，膝盖内侧 90 度的地方会出现凹陷之处，上方有一块隆起的肌肉，也就是膝盖骨内侧的上角约三指宽筋肉的沟，一按就感觉到痛的地方，即为血海穴。

按摩方法：用拇指指腹揉捻两侧血海穴各 5 分钟，以有酸胀感为宜。

● 合谷穴：舒缓痛经

经期疼痛或者月经前后腹痛、月经不规律，按摩合谷穴有助于缓解疼痛，改善月经不调。平时按摩可以活血化瘀，调养子宫。另外，调理该穴还能调理颜面和五官的病症。

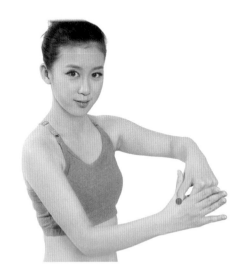

具体位置： 手背第1掌骨和第2掌骨间，当第2掌骨桡侧的中点处。

快速取穴： 以一手的拇指指间关节横纹，放在另一手拇、食指之间的指蹼缘上，拇指指尖下即是合谷穴。

按摩方法： 用右手的大拇指和食指上下揉动左手的合谷穴200下，再用左手的大拇指和食指上下揉动右手的合谷穴200下。

● 关元穴：补充元气

关元穴为补肾固本、补益元气的要穴。按摩此穴可调节内分泌及子宫、卵巢的功能，针对气血虚弱、体质虚寒的女性，按摩此穴有助于提高受孕，还可调理腹泻、腹胀、月经不调、白带异常等症。

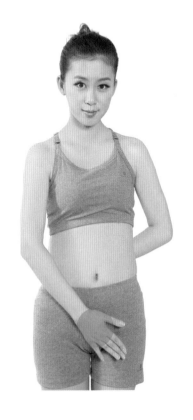

具体位置： 前正中线上，脐下3寸。

快速取穴： 仰卧姿势，除拇指外，四指并拢横放在肚脐下方，肚脐下正中线与小指交叉的地方即是关元穴。

按摩方法： 以关元穴为圆心，手掌逆时针及顺时针方向按揉3~5分钟，然后随呼吸按压关元穴3分钟。

早晚好习惯，轻松养护子宫

● 早上拍拍手，排出阴寒之气

拍手是一种至刚至阳的养生方法，其主要功能就是补气。手是阳气的大本营，手上有很多穴位，拍手可以震动阳气，带动十二经脉和奇经八脉的循环，从而促进气血循环，促使身体阴寒之气快速排出体外，达到防病强身的目的。

每天清晨拍5分钟，就可以启动一天的活力。拍手的运动量不大，且受时间、地点、姿势的限制较少，不管是在上班的路上还是在家中休息，不管是躺着、坐着还是站着、走着，都可以随时开展这项运动。

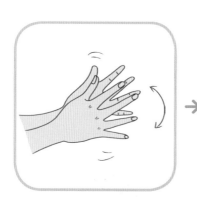

实心掌拍手

十指张开，两手手掌对手掌、手指对手指用力拍击。这种拍手必须用最大的力量来拍，这样打击面最全、刺激性最强，防病强身的效果比较好。

空心掌拍手

将手掌弓起，拍手时手指仍应张开，拍下去时，只拍到手指尖及手掌的边缘部分，第2指节、第3指节以及掌心部分拍不到。因为缩小打击面，所以效果会差一些，但只要拍手时间长一点就有效。

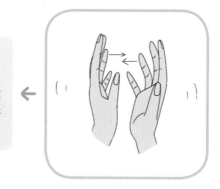

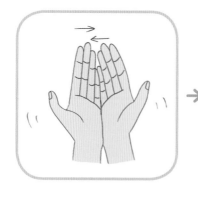

局部拍手

顾名思义，即取手的个别部位来拍手，如手指对拍、掌侧对拍、手掌对拍、掌心对拍等。这种拍法针对性更强，对局部效果更明显，而且噪声小，对他人的影响小，只是耗时较长。

● 晚上腰部拉伸，促进血液循环

睡前 1 小时可以做腰部拉伸运动，以促进血液循环，有利于子宫健康，并且对睡眠非常有帮助。

1 坐式转体：端坐，挺直腰身，两腿前伸。左腿向前平伸，右腿提起，放于左腿上方，呈单侧盘腿状，右手置于臀后，支撑住地面（图①），左手握住右腿小腿外侧并使右膝向外倒。吸气的同时向右转体，头部也跟着身体向右后方旋转，目视右后方（图②），保持此姿势 20 秒。再反向做同一动作，左右重复 5 次。

①

②

2 梨式：平躺，背部抵住地面，两手托住腰部，吸气的同时将双腿向上抬起。此时，两肘支撑住地面，有助于双腿前翻。维持此姿势 1 分钟，同时进行腹式呼吸。呼气，同时将臀部和腿部缓缓放下。

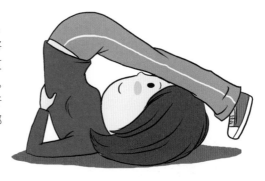

吃对食物，驱寒暖宫

● 海参　缓解宫寒

海参，性温，味咸，归心、肾经。女性常吃海参能滋阴补血，温暖子宫，缓解宫寒等。

● 红枣　祛寒暖体

红枣是一种营养佳品，民间有"日啖三颗枣，一生不显老"之说。红枣有补脾胃、养血美颜、祛寒暖体等功效，是女性朋友调补气血的好伴侣。

木耳海参虾仁汤

材料　水发海参、鲜虾仁各100克，水发木耳25克。

调料　葱花10克、盐2克、香菜碎、水淀粉各少许。

做法

1. 水发海参去内脏，洗净，切丝；鲜虾仁去虾线，洗净；水发木耳择洗干净，撕成小朵。
2. 汤锅置火上，倒油烧至七成热，炒香葱花、倒入木耳、海参丝和鲜虾仁翻炒均匀，加适量清水大火烧沸，转小火煮5分钟，加盐调味，用水淀粉勾芡，撒上香菜碎即可。

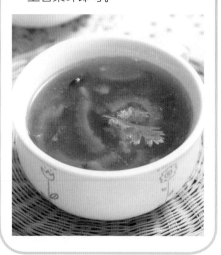

红枣桂圆粥

材料　桂圆肉20克，红枣5枚，糯米60克。

调料　红糖5克。

做法

1. 糯米洗净，用清水浸泡2小时；桂圆肉和红枣洗净。
2. 锅置火上，加入适量清水煮沸，然后加入糯米、红枣、桂圆肉，用大火煮沸，再用小火慢煮成粥，加入红糖即可。

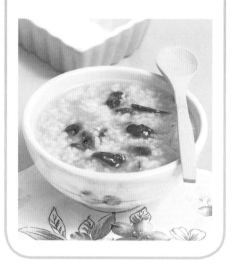

● 羊肉　温中暖下

羊肉具有益气补虚、温中暖下的食疗功效，对女性常见的腹部冷痛、阳虚怕冷、腰膝酸软、气血两亏等症状都有改善功效。

● 乌鸡　祛寒、缓解痛经

乌鸡性平，味甘，归脾、胃经。《本草纲目》记载，乌鸡是补五脏、养血补精、助阳的佳品。

黄芪羊肉煲

材料　羊肉 500 克，当归、黄芪各 20 克。

调料　料酒 10 克，姜片 5 克，盐 2 克，猪骨高汤适量。

做法

1. 羊肉洗净，切成大块，焯水后捞出，用温水洗去浮沫；当归、黄芪洗净。
2. 锅内倒入适量猪骨高汤，放入料酒、姜片、当归、黄芪、羊肉块，大火烧沸后，转小火煲 2 小时，加盐调味即可。

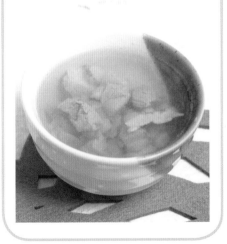

山药乌鸡汤

材料　乌鸡 1 只，山药 100 克，枸杞子 5 克，红枣 6 枚。

调料　盐 2 克，葱段、姜片各适量。

做法

1. 山药去皮洗净，切小块；乌鸡宰杀后去内脏、洗净，焯烫后捞出，冲洗干净；枸杞子泡洗干净。
2. 煲锅内加适量清水煮沸，放入乌鸡、姜片、葱段，大火煮沸后改小火煲约 1 小时，加红枣、山药块煮 20 分钟，加枸杞子续煲 10 分钟，加盐调味即可。

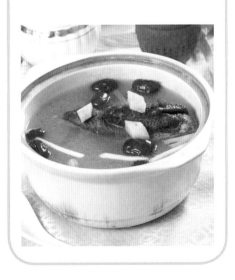

卵巢健康才能孕育质优卵子

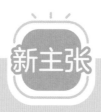

新主张

长期紧张会导致卵巢早衰

正常女性在 45 岁开始处于围绝经期，这时候卵巢功能开始衰退。如果在 40 岁以前出现衰退迹象（卵巢内卵泡耗竭或因医源性损伤而发生卵巢功能衰竭）就说明存在卵巢早衰的情况。

受到过高危因素影响的女性容易出现卵巢早衰，精神长期紧张、熬夜、多次流产、过多服用短效避孕药等都是高危因素，这些因素导致越来越多的女性出现卵巢早衰。其中，长期紧张这一因素近年来在导致不孕的因素中所占比例逐渐上升。

长期处于快节奏、高压力下，很容易让女性处于紧张的状态中，久而久之，容易导致卵巢功能失调，以致促卵泡素、黄体生成素分泌异常，出现排卵功能障碍、闭经，进而导致卵巢功能减退。

因此，平时应该多给自己找一些放松的机会：大段时间的放松很有必要，如定期按摩穴位进行保养，练瑜伽等；小段时间的放松也必不可少，如工作间隙伸个懒腰，让紧绷的精神得以缓解、放松。工作时间适当"走走神儿"有利于身体健康。

坚持随时随地可以做的小运动，能有效保持卵巢健康

平常没有运动习惯的人，或是不喜欢运动的人，抑或是一整天都以相同姿势坐在桌前工作的人，可能已在不知不觉中子宫和卵巢的情况恶化了。要促进子宫和卵巢外围的血液循环，最有效的方法就是运动。

子宫和卵巢位于身体深处，只靠体外使用暖宝宝、热水袋等，很难使其充分获得温暖。运动可使肌肉产生热能，让身体由内至外感到温暖。建议备孕女性多学一些随时随地可以做的小运动，在家中、办公室里，只要想做，任何时候都可以做，如一边看电视，一边扭腰。将运动变成习惯，持续运动可以有效保持卵巢健康。

受不受孕，卵巢很关键

● 出现这些因素，卵巢不愿意"正常工作"

因素		症状及诊断
妇科因素	多囊卵巢综合征	临床上有月经异常、不孕、肥胖等症状，诊断要结合临床的综合表现，如长期不排卵、雄激素过高等，诊断要做激素水平（卵泡刺激素、黄体生成素、雄激素）检查和超声波检查，并排除其他疾病
	子宫内膜异位症	患者通常有痛经、性交痛、慢性下腹部疼痛等，易导致盆腔粘连、盆腔环境紊乱，从而出现不孕或早期流产
	盆腔炎	会有阴道分泌物不正常与下腹疼痛，严重的还会有卵巢、输卵管脓肿及盆腔粘连
非妇科因素	高龄	分娩年龄超过 35 周岁
	疾病及其他	脑垂体及下丘脑肿瘤、肥胖、肾上腺功能异常、甲状腺疾病、糖尿病等

测一测：你的卵巢未老先衰了吗

1. 月经不调、阴道干涩。 ☐
2. 性生活障碍、性冷淡、排卵率低。 ☐
3. 易怒、抑郁、失眠。 ☐
4. 发胖、小腹臃肿、水桶腰、臀部下垂。 ☐
5. 皮肤干燥、无弹性、头发干枯、无光泽、脱发。 ☐
6. 免疫力低，容易感冒。 ☐
7. 骨质疏松。 ☐
8. 尿多尿频、尿失禁。 ☐

以上是卵巢早衰的表现，你中招了吗？

卵巢早衰和哪些因素有关

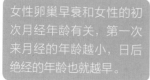

女性卵巢早衰和女性的初次月经年龄有关，第一次来月经的年龄越小，日后绝经的年龄也就越早。

出现卵巢早衰的女性一般都受过高危因素影响，如压力太大、受过重大精神打击等。

女性母乳喂养时间越长，绝经期跟着延期。

与腮腺炎和自身免疫疾病有关，腮腺炎会产生自身免疫抗体而破坏卵巢功能，还有一些自身免疫疾病也会产生自身免疫抗体，破坏卵巢组织和功能。

与遗传因素有关，母亲与女儿、姐妹的绝经年龄相近。

做过卵巢囊肿手术，可能破坏卵巢组织，导致绝经年龄提前。

编辑手札

经常按摩关元穴有利于卵巢

在一次参加医学讲座时，邻座恰巧是一位老中医。她说现在女性工作忙、压力大，平时更应该呵护卵巢。

从解剖学看，卵巢在盆腔的深部，人平躺的时候触摸不到卵巢，一般的按摩方法很难产生作用。但是，人体中的关元穴对保养卵巢有很大的帮助。

经常按摩关元穴可以补充人体元气，调节内分泌，呵护卵巢，促进乳房健康。仰卧姿势，除拇指外，四指并拢横放在肚脐下方，肚脐下正中线与小指交叉的地方即是关元穴。

健康卵巢有赖日常习惯

　　一些女性养成了很多不良生活习惯，也是导致女性卵巢早衰的重要原因之一。女性如果养成了良好的、健康的生活习惯，看起来比有不良生活习惯的同龄女性年轻漂亮，衰老的脚步也会变慢。

① 饮食调养很重要

不喝冷饮，不吃生冷食物，按时进食，多摄入富含维生素的水果和蔬菜，多吃大豆制品等富含植物性雌激素的食物，有助于卵巢健康，也有利于延缓女性衰老。

② 保证适量运动，保证充足睡眠

早睡早起不熬夜，保证充足的睡眠，保证适量运动，经常进行运动，不久坐。

③ 吸烟有害卵巢

不碰烟酒。尤其是吸烟，对卵巢伤害特别大，严重者甚至会导致更年期提前。

④ 和谐的性生活

和谐的性生活能推迟卵巢功能退化。

⑤ 心情要愉悦，学会自我调节

女性气郁容易导致气血不通，卵巢的健康也受影响。因此，女性要经常保持心情愉快，学会自我调节情绪。练习瑜伽有利于心理和生理健康，也有助于女性卵巢健康。

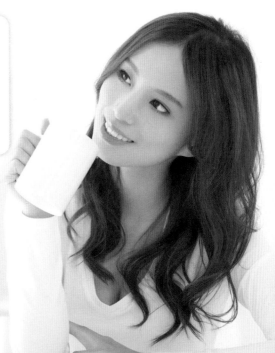

想要简单了解备孕的基础知识？
获取本书【轻松阅读】服务方案
▶ 方案获取方法见本书封二 ◀

坚持两套小动作，有利于卵巢健康

常做卵巢保养操，有助于改善生殖系统功能，调节女性内分泌，也有利于卵巢健康。

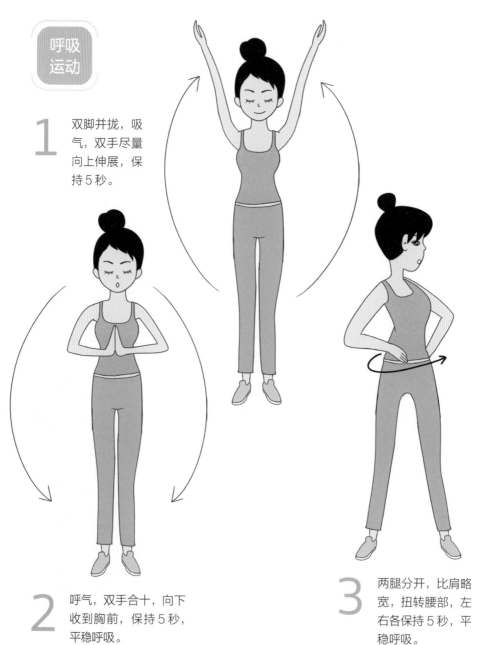

呼吸运动

1 双脚并拢，吸气，双手尽量向上伸展，保持5秒。

2 呼气，双手合十，向下收到胸前，保持5秒，平稳呼吸。

3 两腿分开，比肩略宽，扭转腰部，左右各保持5秒，平稳呼吸。

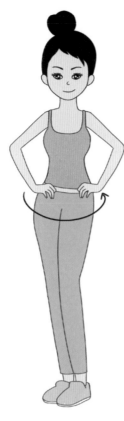

1 以腰部为支点，用臀部顺时针画圈 15 次，再逆时针画圈 15 次，促进全身细胞活力，防止卵巢早衰。

2 站直，慢慢向下弯腰，直到双手能抱住小腿的程度。有利于身体的气血循环，促使卵巢激素的正常分泌，还有助于缓解紧张情绪。

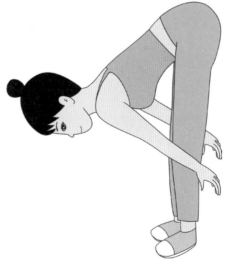

3 选一把椅子，正坐。吸气，双手抱右膝，靠近右腹部，保持 15 秒，呼气，慢慢还原。换左腿再做一遍。这有助于促进腹部器官血液循环，温补子宫、卵巢。

提高卵子质量，你需要知道这些

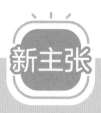

新主张

卵子肥又壮，需要优质蛋白质来灌溉

卵巢发育成熟，功能才会健全，排出的卵子才会成熟健康。如果卵泡发育不好，不能正常排卵或者排出的卵子质量不好，就会影响正常受孕。

优质蛋白质是卵泡发育、卵子健康不可缺少的营养物质，备孕女性及时、充分地摄入优质蛋白质是备孕的关键点之一，也是"赢在射精前"的重要一步。

畜瘦肉、鱼虾类、蛋类、低脂牛奶是优质蛋白质的来源，不仅可以为人体提供优质蛋白质、磷、钙、锌等，还不存在脂肪摄入过多的问题。

需要强调的是，相对于动物性蛋白质来说，植物性蛋白质吸收率较低，主要来源于大豆类。在饮食中，最好将植物性蛋白质和动物性蛋白质搭配食用。

不要乱用促排卵药

对于促排卵的药物，许多备孕女性都存在着这样的误区：要么太轻率，随便使用；要么太谨慎，即使有医生的专业诊断和建议也不使用。

有些女性，为了生双胞胎，即使自身的排卵功能很正常，也想通过使用促排卵的药物让自己怀上双胞或多胞。实际上，目前的促排卵药物只是针对某种疾病而特定的治疗方案，而对于健康女性想要提高卵子质量的需求并不对症。如果盲目用药，不仅不能提高卵子质量，反而会导致卵子质量下降。但是，有不少患者是由于排卵障碍等原因导致不孕，这就需要在医生的指导下使用促排卵药物。这时候应遵医嘱，把握好怀孕时机。

因此，促排卵药是一把双刃剑，备孕女性如果想要使用，一定要权衡利弊。若本身排卵功能良好，不建议使用；若存在排卵障碍，必须在医生指导下进行药物治疗。

平时补补铁，卵子更茁壮

● 女性为什么特别需要补铁

正常情况下，女性每次月经的失血总量为 20~60 毫升。月经出血时损失的铁必须从饮食营养中得到足够的铁来补充。女性在月经期，每日需铁量为 18 毫克，至于那些月经过多和月经紊乱的人，铁需求量更多。平时如果不重视补铁，就会引起缺铁性贫血。而且，这种缺铁性贫血常常在治愈后反复发作。

● 怎么补铁要分情况

在平时的膳食中注意补铁，可以适当多吃动物血、猪肝、红肉等含铁丰富的食物。如果已经出现了缺铁性贫血，并经诊治明确了是由于慢性失血造成的缺铁性贫血，要在医生的建议下服用铁剂。

需要注意的是，有很多缺铁性贫血的患者并不是因为平时摄取的铁元素不够，而是因为机体对铁的吸收不好，需要去咨询医生或营养师。

对于备孕的女性来说，多吃富含铁的食物，给卵子提供足够的营养，会让卵子更健康。

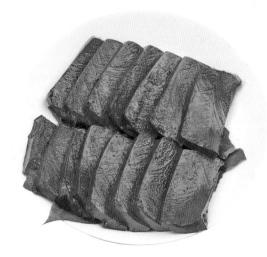

编辑手札

卵泡发育时忌吃生冷或冰镇的食物

在卵泡发育的时候，或者是正在准备怀孕的时候，最好不吃生冷的食物，比如冰镇的东西不要从冰箱里拿出来就吃，要在外面放一会儿再吃，要多吃红肉、鱼虾类、鸡蛋等含优质蛋白质的食物。

不吃或少吃止痛药或安眠药

服用止痛药会减弱卵子活性

调查显示，服用止痛药的女性体内卵子活性比不服用止痛药的女性低7%。止痛药会抑制大脑神经，长期服用会"迷惑"神经中枢，对卵巢发出的指令速度降低，卵子活性减弱。

安眠药会造成暂时性不孕

安眠药会损害女性的生理功能和生殖功能。安定、氯氮卓、丙咪嗪等，都会作用于间脑，影响脑垂体中促性腺激素的分泌。女性服用安眠药可影响下丘脑功能，造成月经紊乱或闭经，从而影响受孕能力，造成暂时性不孕。如果女性在怀孕早期服用这类药，还可能引起胎儿先天性畸形。

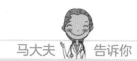

马大夫　告诉你

服避孕药可以延长生育年龄吗

在服用避孕药期间，女性的身体不会排卵，因此有人认为，如果现在还没有生小孩的计划，只要吃避孕药，就可以锁住卵子，让怀孕时机延后。

但是即使不排卵，形成卵子的卵泡还是会每天自然消失，不排卵，并不代表卵子会被锁住。

服用避孕药的好处是让子宫休息，以调整状态。避孕药的服用方法，基本上是1月内吃21天，停7天。在停药的7天中，会有微量的月经来潮（消退性出血）。服用避孕药后，子宫内膜不会增厚，对有痛经或经血量多的人来说，有可能可以缓解不适。

扫一扫，听音频

8 个秘诀打造好睡眠，让卵子更强壮

 关注日常饮食

首先，避免在空腹或者腹胀的情况下上床休息，这种不适感会让人难以入睡。咖啡因让人兴奋，从而影响睡眠，所以晚上尽量不要喝含咖啡因的饮品。

 作息时间规律

尽量每天在固定的时间入睡和起床，周末或假期也不例外。晚上 11 点前入睡可以保持良好的新陈代谢，让卵巢"精神十足"。这种持续性有助于稳固生物钟，让睡眠质量有所提高。

 养成一种入睡"仪式"

每晚入睡前尽量坚持做同样的事情，以此来提醒身体，入睡时间临近了。可以洗个热水澡，读一本书，或者听一些舒缓的音乐，并把灯光调暗。这些放松活动有助于避免失眠，提升睡眠质量。此外，睡前要避免看电视、浏览邮件或者使用电子设备。

 控制日间小睡时间

过长的日间睡眠会干扰夜间睡眠，尤其是对失眠及睡眠质量欠佳的人。如果需要日间睡眠，请尽量安排在午后，且控制在 10 ~ 30 分钟。当然，需要夜班工作的人群另当别论，这类人群白天睡觉时应该拉上窗帘，避免阳光的照射，以免影响休息。

 合理调节压力

当有很多工作要处理，很多问题要思考时，睡眠时间就很难得到保障。因此，要想过上宁静的生活，就得学会调节压力，将工作有序化、分清主次轻重、适量减少工作，确保在上床之前搁置脑中未完成的任务，安心入睡。

 保持规律的运动

规律的日间运动可以改善睡眠，缩短入睡时间并带来深度睡眠。进行高强度锻炼要注意时间，如果睡前剧烈锻炼，会使人过于兴奋而难以入睡，最好在白天完成锻炼。睡前可进行强度较小的锻炼，比如拉伸腰部等。

 创造舒适的环境

通常需要一间舒爽、昏暗、安静的房间，有助于睡眠的床垫及枕头，确保可以随意伸展四肢。

 及时联系保健医生

如果长时间失眠，应及时联系保健医生，让他们识别并调节导致失眠的潜在因素，以提升睡眠质量。

制订蛋白质计划，助卵子发育

● 优质蛋白质的首选食材

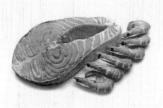 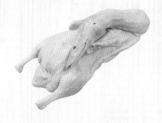 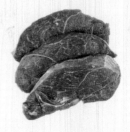

鱼虾类

鱼虾类水产品，除了含有易消化吸收的优质蛋白质外，脂肪含量普遍较低，并且营养素以丰富的不饱和脂肪酸为主，尤其富含受人关注的是 EPA、DHA，可以帮助降低胆固醇。每天推荐摄入量为 40~75 克。

鸡鸭等禽肉

鸡鸭等禽肉中，蛋白质含量高，是优质蛋白质来源之一，而且比红肉脂肪含量低，且脂肪以不饱和脂肪酸为主。同时，禽肉也是磷、铁、铜和锌等的来源，并富含维生素 A、B 族维生素、维生素 E。

红肉

猪肉、牛肉、羊肉等畜肉统称为红肉，富含蛋白质，其氨基酸的组成与人体需要十分接近，是构建肌肉的重要物质，能提高卵子质量。

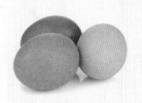 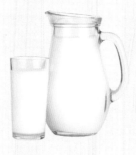 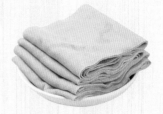

蛋类

蛋类包括鸡蛋、鸭蛋、鹅蛋、鹌鹑蛋等，家庭一般以食用鸡蛋为主。虽然蛋类品种不同，但营养成分大致相同。鸡蛋物美价廉，易于消化吸收，并且适合很多烹调方法，是补充营养的好选择。

牛奶

牛奶含有优质蛋白质，且热量相对不高，能保证饮用者不至摄入"纯"热量。牛奶还有安神、促眠的作用。

大豆制品

豆腐、豆浆等大豆制品中含大量优质植物蛋白质，会让卵巢更结实，卵子更健康。吃豆腐时尽量炖、煮着吃，煎炸会破坏营养，且热量较高。每天吃一小盘豆腐即可，过量的植物蛋白质会给肾脏带来负担。

● 每日蛋白质计划

不建议单独食用蛋白质，碳水化合物搭配蛋白质是不错的选择。碳水化合物作为一种供能物质存在，它的另一个主要功能就是节约蛋白质。另外，配制合理的饮食方案就是要选择多样化的食物，使营养素全面，比例适当，以满足人体需要。

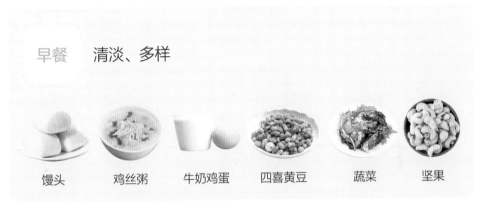

| 早餐 | 清淡、多样 |

| 馒头 | 鸡丝粥 | 牛奶鸡蛋 | 四喜黄豆 | 蔬菜 | 坚果 |

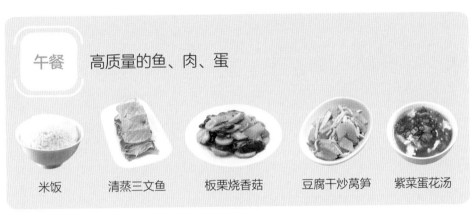

| 午餐 | 高质量的鱼、肉、蛋 |

| 米饭 | 清蒸三文鱼 | 板栗烧香菇 | 豆腐干炒莴笋 | 紫菜蛋花汤 |

| 晚餐 | "汤类蛋白质"易消化 |

| 蔬菜排骨汤面 | 豆芽炒鱼片 |

了解激素，更懂怀孕

巧妙避免高水平雄激素，提高受孕率

女性体内也有雄激素，但含量极少，主要来源于卵巢和肾上腺，其含量仅为男性体内雄激素的 10% 左右。但就是这极少量的雄激素，却在女性身上扮演者举足轻重的作用：促进女性外阴发育，促进腋毛、阴毛的生长及促进红细胞的生长。除此之外，它还是女性体内孕激素的合成材料，也就是说，雄激素分泌异常会影响女性体内孕激素的正常分泌。

为避免体内雄激素含量过高，饮食上以清淡为宜，可以多吃大豆制品、奶类、新鲜水果和蔬菜等调理；平时多注意休息和锻炼。此外，要避免不良的精神刺激。

注意改善不良生活习惯，避免破坏雌激素平衡

雌激素正常分泌时，不仅可以让子宫和卵巢状态变好，还可以让肌肤和发质变美、变好。不过，想要雌激素正常分泌，最重要的就是坚持规律性地饮食、睡眠、运动以及保持心情平和。现在检查一下每日的生活习惯，下表中，符合自己的项目越多，越要时时提醒自己要改善生活习惯了。

☐ 饮食不规律，且常吃外卖或便利商店买来的便当。
☐ 即使吃饱了，还吃个不停。
☐ 上网、看电视到半夜。
☐ 休假时，常常睡到中午。
☐ 喜欢穿紧身衣裤或薄衫。
☐ 有头痛、肩膀酸痛和腰痛的烦恼。
☐ 常常久坐在桌前工作，没有运动习惯。

性激素正常分泌是正常排卵的必要条件

扫一扫，听音频

性激素除了可以使女性皮肤更加细腻、身体曲线更加优美，最重要的作用便是使受孕妊娠过程顺利进行。性激素是雌激素与孕激素的统称，这两种性激素接受大脑的调节作用，在女性体内按照一定规律进行分泌，任何原因（如下丘脑－脑垂体调节功能不良等）导致的激素分泌异常，都会对女性妊娠有不良影响。

两种重要的性激素

	雌激素（卵泡激素）	孕激素（黄体激素）
作用	使子宫内膜增厚；使女性第二性征更加明显，皮肤充满弹性，秀发飘逸；预防骨质疏松	使受精卵更易于着床；妊娠过程中保护胎儿顺利生长；使体温上升
分泌较多的时期	月经期后到排卵前	排卵后到月经期前

● 雌激素是怀孕的关键

雌激素掌控月经周期

雌激素是女性体内最重要的性激素，控制着女性的生殖系统，同时也控制着月经的循环过程，这一切都是从卵巢中的一个或几个卵泡发育开始的。随着卵泡慢慢长大，女性体内的雌激素慢慢增加，使得子宫内膜增生、加厚。通俗地说，子宫内膜是种子发芽必备的土壤，雌激素使得子宫内膜出现增殖期的转变，如同为土壤施加肥料。

雌激素过少过多都有危害

1 雌激素过少的危害

身体方面 骨质疏松、身心疲惫、乳房下垂、发色枯黄、面部潮热、胸闷气短、心跳加快、消化系统功能失调、腹泻或便秘。

精神方面 失眠健忘、烦躁不安、情绪不稳、经常发脾气、敏感多疑、产生莫名的忧伤。

2 雌激素过多的危害

如果体内的雌激素超量，会导致乳腺增生、乳腺癌、子宫内膜增生、子宫癌等。所以，千万不要自作主张服用雌激素类的药物，要在医生的指导下服用此类药物。

● 怀孕必不可少的孕激素

如果女性的月经周期出现紊乱，时而大量出血，时而闭经，就应该想到可能是受孕激素影响的无排卵月经了。

扫一扫，听音频

孕激素的作用

孕激素是怀孕不可或缺的激素。孕前，由于孕激素的拮抗，避免了雌激素对子宫内膜长期刺激而出现的过度增生；排卵后期由于孕激素"撤退"，形成了女性有规律的月经。由于孕激素的作用，子宫内膜出现分泌期的变化，为受精卵着床建立起适宜的环境。怀孕后，孕激素封闭了通道，使细菌无法侵害胚胎。更重要的是，孕激素可以使子宫保持稳定状态。

孕激素缺乏会怎样

孕激素缺乏，子宫受雌激素的长期刺激，首先会有内膜过度增生的危险；其次，由于雌激素只有波动，没有规律性"撤退"，子宫内膜随着它的波动而不断出现脱落和修复的交叉现象，会引起不规则的子宫出血。怀孕后孕激素缺乏，会有流产或胎停育的风险。

不孕症，与孕激素分泌失调有关

对女性来说，孕激素是与孕育宝宝关系密切的一种激素，当它分泌失调后可能会导致严重的后果。

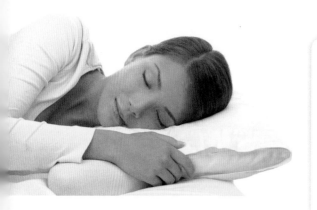

总之，女性排卵、受精卵着床、胎儿的成形与成长、母乳喂养，都要靠孕激素的协助。因此，孕激素对女性来说是很重要的一种激素。

孕激素分泌不足

排卵不正常或泌乳素偏高，都会导致孕激素分泌不足。这会使子宫内膜发育不良，受精卵因而无法顺利着床，而容易流产。而且孕激素不足也会使女性无法成功受孕，还会让女性饱受月经不调的困扰，出现经期变长、失血过多等，甚至因此出现贫血。

别忘了卵泡刺激素、黄体生成素、泌乳素

除了以上那些比较熟知的性激素外，女性体内还有一些激素，它们对女性的生殖健康也起着非常重要的作用。

● 泌乳素

泌乳素是一种多肽激素，也叫催乳素，是脑垂体所分泌的激素中的一种。妇女在怀孕后期及哺乳期，泌乳素分泌旺盛，以促进乳腺发育与泌乳。非孕妇血清中泌乳素水平最高值一般不会超过20纳克/毫升。

泌乳素的分泌是脉冲式的，一天之中就有很大的变化。睡眠1小时内泌乳素分泌的脉冲幅度迅速提高，之后在睡眠中分泌量维持在较高的水平，醒后则开始下降。清晨三四点时血清的泌乳素分泌浓度是中午的一倍。

● 黄体生成素

黄体生成素，又称黄体素，垂体前叶嗜碱性细胞所分泌的激素。在卵泡刺激素的存在下，与其发挥协同作用，刺激卵巢雌激素分泌，使卵泡形成黄体并分泌雌激素和孕激素。

● 卵泡刺激素

卵泡刺激素，即卵泡激素。卵泡刺激素是垂体分泌的可以刺激精子生成和卵子成熟的一种激素。与黄体生成素统称促性腺激素，具有促进卵泡发育成熟的作用，与黄体生成素一起促进雌激素分泌。

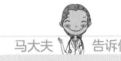

马大夫 告诉你

雌激素是"源动力"

激素的链条可以这样梳理：为了孕育一个健康的胎宝宝，需要足量的孕激素；分泌足量的孕激素则需要功能正常的黄体；而功能正常的黄体又需要有发育良好的卵泡；优良的卵泡会诱导出足量的黄体生成素受体；排出卵子需要黄体生成素足量分泌，黄体生成素的升高依赖于雌激素。从这个环环相扣的链条中可以看出，雌激素是"源动力"。

性激素之间的"配合仗"

● 卵泡原始阶段

卵泡是胎宝宝在妈妈体内的原始起点，此时是不受任何激素影响的。

● 卵泡发育阶段

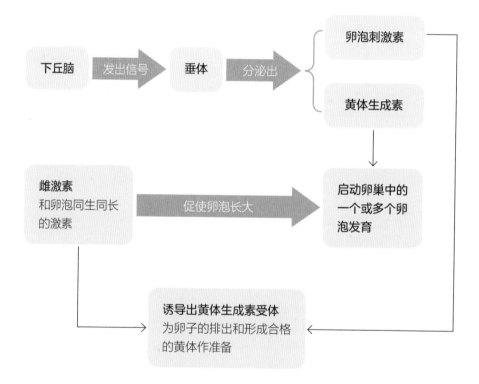

● 排卵阶段

雌激素、卵泡激素和黄体生成素三种激素同时达到顶峰，这时卵泡才有可能破裂，并排出卵子。破裂的卵泡在黄体生成素的作用下生产黄体，黄体分泌孕激素，因此女性体内开始出现较高的孕激素，孕激素能使子宫内膜形成分泌期的变化，为受精卵随时着床做准备。

这就是性激素环环相扣，促成排卵、等待受精的过程。

专题 热点问题大汇集

备孕妈妈问 只要有妇科毛病，怀孕就很难？

几乎所有的妇科疾病都是可以检查出来的，只要做好孕前检查，都能预先知道这些疾病，进而制订治疗方案，一般不会影响怀孕。 **马大夫答**

①阴道炎最好在孕前治好。阴道炎会导致阴道分泌物增多，影响精子在阴道内穿行。真菌性阴道炎在怀孕后可能加重，如果是顺产，部分新生儿可能会因为真菌性阴道炎出现鹅口疮或红臀。为了宝宝的健康，有阴道炎的女性还是治愈后再怀孕比较好。

②轻度子宫颈炎一般不会影响受孕，但如果炎症较重，影响了子宫颈功能，就会对怀孕产生不良影响。如阴道分泌物增多，白带黏稠，有时候呈脓性，使阴道内环境改变，不利于精子通过子宫颈管。这时就需要治疗后再怀孕。

③子宫肌瘤酌情处理。根据肌瘤生长位置分为黏膜下肌瘤、浆膜下肌瘤、肌壁间肌瘤。小的浆膜下肌瘤对受孕的影响比较小。黏膜下肌瘤会造成经期延长和经量增多，容易造成不孕或流产。肌壁间肌瘤如果肌瘤直径在 3 厘米以内，一般不影响受孕；如果肌瘤增大，会影响受精卵的着床和胚胎发育。

备孕妈妈问 过胖或过瘦都不利于受孕吗？

孕前太胖或太瘦是怀孕的大敌。因为体重严重超标或怀孕时体重增长过快，都会增加患妊娠糖尿病、妊娠高血压等病症以及生产时出现难产的风险，还会增加巨大儿以及胎儿出生后出现低血糖的概率。备孕女性如果太瘦，体重达不到正常值，体内脂肪不够，则容易出现内分泌紊乱，严重者还会不孕不育。

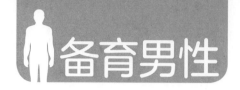

备育男性

心理准备必不可少

新主张

学会管理情绪

学会管理情绪可以帮助改善整体健康以及提高生育力。身心处于压力状态下时，激素分泌会扰乱体内原本正常的自我调节机制，造成睾酮和精子产生出现异常。这种影响可能有波动的，也可能是暂时的。

可以通过多种方式来放松身心。

1. 保持良好的生活习惯：规律、适度的锻炼，保证充足睡眠以及均衡膳食。

2. 维持良好的交际圈：参与一些社交活动、运动等。

3. 向医生求助：如果觉得需要专业性的帮助，就不要羞于向医生求助，他们可以及时有效帮你缓解压力与焦虑。专业医生往往会提供更有效的缓解办法，可以避免备育男性多走弯路。

别让长期备孕的压力越积越大

备孕失败本身会产生压力，通常备孕等待的时间越长，夫妻两人的压力越大，且逐月递增。研究发现，长期备孕中，无论男性还是女性都会面临性爱问题及抑郁困扰，备孕长达 2 年或 2 年以上的女性，抑郁指数达到最高，但随着备孕时间继续延长，抑郁指数有下降趋势。与此同时，当夫妻一方遭受性爱问题困扰时，另一方也容易受到困扰。因此，长期备孕的夫妻要学会缓解压力，如经常一起运动，适当旅游等都是不错的选择。

生娃前的心理准备

● 提前做好心理准备，是解决忧虑的前提

妻子怀孕、宝宝诞生会给家庭生活带来转变，而夫妇俩自由自在的日子便要终止，随之而来的是为孩子付出时间和精力。因此有许多夫妻一想到将为人父母时，很自然便引起忧虑。面对子女的教育、健康及安全等问题而焦虑是很自然的。还有经济的压力、母亲对事业权衡取舍及将会因为孩子失去自由的失落感等问题，都要加以解决。备孕期间提前做好心理准备，是解决上述忧虑的第一步。

● 备育时，性生活及生活方式要有所调整

备孕时的性生活要进行一定的调整，不能禁欲太长，也不能太过频繁。这对备育男性的工作也相应产生了一定的要求，尽量不要长期出差，不能熬夜等，才能保证精子的成熟度并及时更新。

尤其在孕前 3 个月时，每周最好进行 1~2 次性生活。到了孕前 1 个月，可以在女性排卵期适当增加同房次数，以两三天一次为佳。

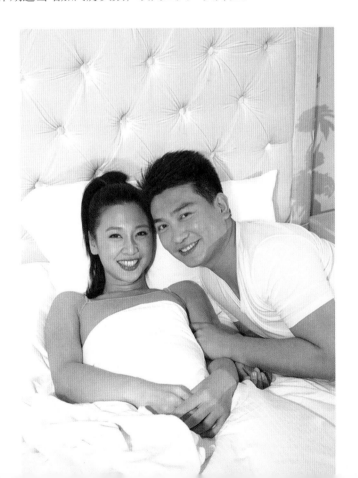

给予妻子最大的精神支持

如果夫妻双方决定要个孩子，丈夫就要对妻子体贴照顾，为孕育创造一个舒适、愉快的环境，让妻子有一个平静、愉悦的心态。因为妻子可能会对将来有种种顾虑，担心怀孕后身材走样，担心养胎期间与社会脱节等。丈夫要掌握好妻子的心理变化，及时有效地与之沟通，避免妻子不良情绪影响生活，给予妻子最坚定的支持。

做好贴心陪伴妻子的准备

妻子怀孕后，身体和心理会产生一系列变化，如早孕反应、中期的胎动、晚期的妊娠水肿、腰腿痛、抑郁情绪等。

所以，备育男性需了解一定的孕育知识，掌握一些关于妊娠、分娩和胎儿在宫内生长发育的孕育知识，了解如何帮助妻子缓解各种身体不适，以及帮助妻子缓解焦虑、抑郁心理。

编辑手札

夫妻恩爱和谐有助于怀孕

同事琪琪和安娜几乎是同一时间备孕，她们经常约好带着各自的老公一起出游，参加各种娱乐活动，并分享备孕的点点滴滴，后来她们俩先后都成功怀上了。据琪琪透露，安娜因为高龄才开始备孕，压力很大，而且平时跟老公经常发生争执，甚至吵架，后来在琪琪的开导下，才与老公经常一起参加活动、出游等，渐渐地，夫妻二人的感情也越来越好。结果就在琪琪查出怀孕的第二个星期，安娜也怀上了。

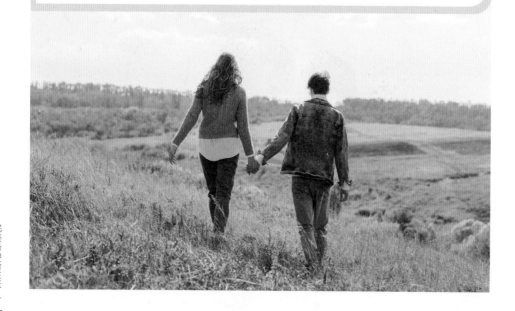

纠正不良生活习惯，调理病症

新主张

暂时告别紧身牛仔裤，不要长时间骑车

牛仔裤的布料质地厚，紧贴皮肤，透气和散热的功能差，精子的最适宜温度为36℃左右，人的体温只要接近40℃，就会影响精子的生成及活力。经测试，穿牛仔裤后裤裆的温度正好临界这个温度范围，尤其是夏季。高温妨碍精子的产生，所以长期穿牛仔裤会影响男性的生育能力。长时间骑自行车会导致脆弱的睾丸外囊血管处于危险之中，所以应尽量避免。如果一定要长时间骑自行车，最好穿上有护垫的骑行短裤，并选择具有良好减震功能的自行车。

提早预防泌尿生殖系统感染

男性泌尿生殖感染可影响泌尿系统、生殖器官的正常功能。但这些影响多为暂时性的，一般感染症状被控制后，男性生理功能就可得到恢复。

不过最好提早预防，以免延长备孕时间，加大心理压力。注意生活中的自我调节，注意卫生、戒酒忌辛、规律作息、补充营养。

与超负荷工作说再见

很多男性的工作强度高、节奏快、压力大，从而导致身体健康状况不佳，生育情况也受到影响。而且，长时间熬夜加班，作息不规律，也会导致夫妻性生活不和谐。为了下一代的健康，从事超负荷工作的男性在备孕期要及时做出调整。如果工作原因需要出差，在备孕期最好和领导、同事沟通好，调整出差计划。同时，备孕的这段时间，从事高强度工作的男性可以找一些生活或者工作上的乐趣，保持愉快的心情。

应及早纠正的不良习惯大盘点

● 备育时不吸烟不喝酒

长期吸烟喝酒会对精子的质量产生不利影响，增加畸形精子的比例。众多研究表明，低体重儿、流产与酗酒、吸烟有关。为了拥有健康的宝宝，男性一旦开始备育就应开始戒烟酒。

集体戒烟效果更好

戒烟并非易事，很多人都是尝试数次都未见成功，但也有一些成功的案例。现在很多年轻白领对备孕很重视，就成立了一个"戒烟小组"，效果非常不错。下面是"戒烟小组"的一些成功经验。

- 突然完全停用法（定好戒烟日，突然强行戒烟）。
- 寻求个人或团队咨询。
- 请来专业医师进行集体指导。

其实，戒烟的决心远不如切实有效的戒烟方法重要。可以从家人朋友那里得到援助，并时刻提醒自己戒烟的种种好处。因此，跟几个朋友、同事约好共同戒烟，以便互相监督与鼓励是不错的方法。

● 应酬多的男人要减少应酬

应酬多是健康的绊脚石，因为在交际过程中，难免会"犯错误"。

1 烟酒。即使你已经戒烟戒酒，但在应酬场合，其他人也会时不时地吞云吐雾，二手烟让人无法回避；敬酒劝酒也在所难免，很多时候无法拒绝。很多原本戒了烟酒的人，在这种场合往往会经不住诱惑，重蹈覆辙。

2 暴食。中国式应酬也往往离不开琳琅满目的美食，让人无法控制食量。长期暴食的人容易堆积脂肪，诱发冠心病和脑卒中等。

3 情绪波动。人在大喜时，交感神经兴奋，导致心跳加速，外周血管阻力增加，舒张压上升，引起血压升高。

● 远离高温环境

不建议使用电热毯

精子对高温环境非常敏感。一般条件下，阴囊温度应比体温低0.5～1℃，也就是35.5～36℃（正常体温为36.5℃左右），位于阴囊中的睾丸和附睾的温度也要低于体温，这是保证精子生成和成熟的重要条件之一。男性如果常用电热毯，可能使阴囊、睾丸和附睾的温度升高，从而影响精子的生成和成熟。因此，准备生育的男性不建议长期使用电热毯。

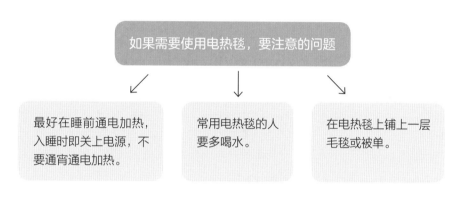

远离桑拿浴

桑拿浴能够使血液循环加快，使全身各部位肌肉得到完全放松。因此，不少男性喜欢桑拿浴，以解除疲劳。其实频繁桑拿浴可能造成不育。精子必须在相对低温条件下才能正常发育。一般桑拿浴室温可达40℃以上，会严重影响精子的生长发育，导致弱精、死精等情况。因此，对于想要宝宝的男性，不要经常进行桑拿浴。

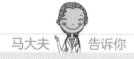

小心生殖感染偷袭

经常洗桑拿不但会伤精，因为桑拿浴室人比较多，若不注意卫生，很容易感染上性病和支原体、衣原体、细菌性前列腺炎疾病，从而导致不育。所以，备育男性尤其是睾丸造精功能差，或因其他生殖系统疾病影响到生育能力的男性，不应当过于频繁、长时间洗桑拿。

Chapter 1 完美备孕，让孕力升级 ▕

51

不可久坐

日常生活中，不少男性喜欢坐着看电视或休息，而且一坐就是好几个小时。很多柔软的座椅虽然很舒服，但对于男性来说，长期久坐会影响生育。

1 久坐导致精索静脉曲张

男性长时间保持坐姿，阴囊不仅要承受人体上半身的重量，还会被沙发的填充物和表面用料包围、压迫。阴囊被压迫过久，容易出现静脉回流不畅，使得睾丸附近的血管受阻，严重时可导致精索静脉曲张，以致影响到性功能和生育。

精索静脉曲张时，睾丸新陈代谢产生的有害物质不能及时排出，也得不到足够的营养，就会使睾酮减少。睾酮是维持男性性功能和产生精子的动力，一旦缺乏，势必导致男性性功能障碍和不育。

2 久坐影响精子生成

精子生成需要适宜的温度，一般来说，阴囊周围的正常温度应该比腹腔周围的正常温度低。久坐之后，阴囊被包围受压，不能正常进行温度调节，会导致睾丸温度上升。睾丸生精细胞对温度非常敏感，温度过高，不利于精子的生成。

当然，久坐只是诱发男性性功能障碍和不育的原因之一，并不是久坐一定导致不育。从健康和优生的角度来说，建议男性不要久坐，坐着办公或看电视等要经常站起来活动活动，加强血液循环，有效保护生育器官。

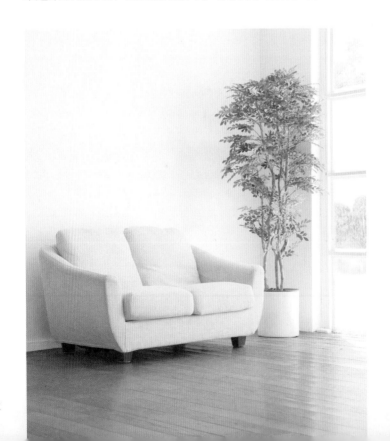

● 注意调整睡觉姿势

趴着睡容易导致频繁遗精

趴着睡觉会压迫阴囊，阴囊受到压迫后会刺激阴茎，进而导致遗精的频率大幅增加。年轻人的阴茎本来就对外界的刺激比较敏感，更容易造成遗精。

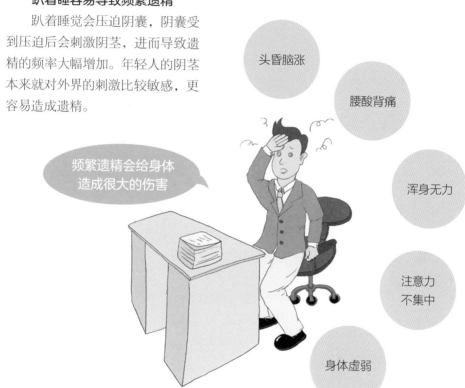

频繁遗精会给身体造成很大的伤害

头昏脑涨

腰酸背痛

浑身无力

注意力
不集中

身体虚弱

仰卧睡姿最适宜

男性最好采取仰卧的睡姿，备孕期间更是如此。仰卧的时候最好能将双腿自然分开，既让阴囊和阴茎拥有充分的活动空间，又能有效散热，促进生殖器官的血液循环，对生殖系统健康、性功能都有好处。

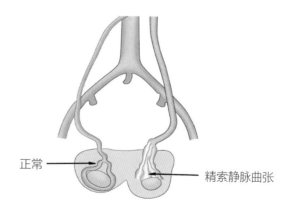

正常

精索静脉曲张

如果沿精索自上而下轻轻触摸，发现阴囊内有大团的蚯蚓状柔软迂曲的团块，那就要注意了，这可能是精索静脉曲张。它会使睾丸温度上升，静脉血瘀滞而影响了睾丸代谢，从而干扰生精，造成精液质量下降。

● 及时调理好影响造娃的病症

睾丸炎症，损害男性生育能力

一般来说，睾丸炎症是由细菌或病毒引起的。睾丸炎分为慢性和急性两种。急性睾丸炎多发于中青年和儿童。慢性睾丸炎可由急性睾丸炎迁延而来，也可无急性期，因长期轻度感染而形成，临床表现为局部不适，附睾呈均匀轻度增大，发硬与皮肤不粘连，输精管正常或稍发硬。发现本病后要进行及时、系统、有效治疗，防止引发睾丸伤害。

输精管梗阻让"生命的种子"无法送出

精子是男性的"生命的种子"，当"种子"无法运送出去时，不育症就自然而然地出现了。精子通向外界是这样的过程：精子由曲细精管通过附睾、输精管、精囊、射精管、尿道，随着射精而排出。输精管不仅是精子的通路，还有使精子成熟并获得活力的功能。如果从曲细精管（在睾丸）到射精管之间的这一段"道路"发生梗阻，精子的排出便会受阻，进而出现不育。

输精管梗阻的原因可以分为先天性和后天性两种，以后天性因素较为多见。先天性输精管梗阻可以发生在睾丸至输精管的任何部位，主要包括先天性输精管缺如或闭塞、先天性附睾发育不良、附睾与睾丸不连接、先天性精囊缺如等。后天性输精管梗阻最常见的原因是感染，其次是损伤、肿瘤。附睾炎是引起输精管道梗阻的常见炎症，治疗附睾炎以手术治疗为主，如输精管吻合术、人工精池术、输精管－附睾吻合术等。

生殖道感染易使精子活力降低

有的男性因为各种原因出现生殖道感染，致使附近组织炎性增生，造成输精管壁增厚，管腔纤维化狭窄，使精子不能输出。炎性反应又导致精子活力降低，或丧失精浆成分，进一步影响精子的质量。造成不育症的炎症主要包括附睾炎、精囊炎、前列腺炎等。

在进行消除感染的治疗时，应以无损伤性治疗为主，尽可能不用有损伤的治疗方法，如输精管内注射药物等，除非患者有明显的症状，而口服药物无效时才使用。因为这些药物即使能消除感染，也可能引起局部输精管损伤，仍然不利于生育。

男性性功能障碍能使妻子怀孕吗

男性的性功能障碍主要包括阳痿、早泄、逆行性射精或者不射精。通常，早泄、持久力不足等男性性功能障碍等问题，只要精子能顺利通过阴道，还是具有生育能力的。但是阳痿、勃起障碍、逆行性射精及不射精等，会影响生育问题。性功能障碍患者克服心理上的问题，及时去医院治疗是非常必要的。

会打击备育男性生育力的因素

科学研究发现，男性在接触一些有害物质（如农药）后可使精子细胞内的脱氧核糖核酸（DNA）发生微妙变化，妻子怀孕后流产的概率比一般人大，并有可能导致后代精神异常。因此，建议备育男性尽量避免接触以下行业及一些有害物质。

接触重金属铅、汞等的工作
影响精子的生成。

接触电离辐射的工作
性腺对电离辐射极为敏感，辐射可导致精子缺乏；胚胎和胎儿受到辐射后，会引起胎儿生长迟缓、小头畸形，并伴有智力障碍。

发胶
发胶中含有化学物质磷苯二甲酸盐，会影响男性的激素水平。长期使用发胶的男性，精子活力、数量明显低于其他人。

过多使用香水和香皂
美国科学家研究发现，香水中含有一种名为"酞酸二乙酯"的化学物质，可能损害成年男性精子的DNA。香皂和香水以及其他一些芳香类制品中通常含有这种物质。

接触氨甲嘌呤、氯丙烷、氯乙烯等的工作
影响精原细胞。

接触化学药品的工作，如接触雌激素、补血平、氯丙嗪等
影响精子的生存能力，并使畸形精子的数目大大增加。

防腐剂、美容美发用品
研究证明，防腐剂、美容美发用品等含有雌激素作用的物质，会影响男性的性腺发育，导致男性弱精子症和睾丸癌等。备育男性要少吃含有防腐剂的食物，如方便面、火腿肠等，多吃新鲜的食物。

装修材料
装修材料中的水溶性染料和其他物质中的乙二醇醚，有可能导致精液质量下降。

精子需要精心呵护

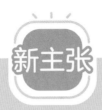

改善精子健康要打持久战

现在，男性的精子质量越来越差，一方面很多备育男性都在四处奔波辛苦求医；另一方面众多男性依旧不注重自身健康。他们认为只要求来"灵丹妙药"，便可以一劳永逸，结果使得求医问药的路更加漫长。

实际上，改善精子健康是没有捷径的，需要早做打算，做好打持久战的准备。生活中多注意小节，如长期坚持适当的体育锻炼和戒烟戒酒；饮食尽量有所侧重，如多吃含锌丰富的食物（牡蛎、鱼、虾等），不但对前列腺有好处，还可以增加精子数量；维生素E也有提高精子质量的作用。长期坚持下来，一定会使精子数量和质量有所提高。

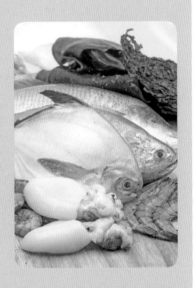

禁欲太久会影响精子的质量

扫一扫，听音频

超过1周没有性生活，就算禁欲时间长了。禁欲的时间越长，贮存在体内的精子就越多，但精子会不断衰老、丧失活力。保持适当的排精次数，有利于衰老精子的解体和新精子的成熟之间保持动态平衡，维持优质精子有一定的储备量。如果长时间终止性生活，精子会失去受精能力。

两地分居的夫妇重逢后最初几次排出的精液，老化的精子比较多，即使在夫妻同房后卵子受精，也可能出现胎宝宝智力低下、畸形，甚至流产的情况。

精子对生长环境要求极高

● 精子产生的条件非常苛刻

需要足够的营养
精原细胞分裂演变成精子需要大量的营养物质，特别是被称为人体"建筑材料"的蛋白质。

45℃

精子虽然很小，但它的产生条件非常苛刻

需要一定的时间
精子从产生到成熟需要 3 个月的时间。

需要低温环境
精子的成长要求阴囊内的温度比体温低，而睾丸里的温度比体温要低0.5~1℃，否则精子的生长就会终止。

● 精子遇到高频振动不易成熟

对从事持续剧烈震动操作工作的人员的精液检查结果表明，该人群患有无精症、少精症、弱精症、畸形精子症的概率较高。研究表明，持续剧烈震动可致使自主神经功能、免疫功能、内皮细胞的内分泌功能异常，而这些功能异常均可能影响生殖功能，直接导致精子出现成熟障碍等。

● 精子遇到电磁辐射易成畸形

睾丸是人体中对电磁辐射最为敏感的组织器官之一。微波可通过热效应损害生精细胞，影响睾丸的内分泌功能，造成精子畸形率增高，精子质量下降。

精子长得"帅"更容易受孕

精子想要跟卵子约会也要看长相? 那是当然。"帅哥"谁都喜欢, 容貌关过了才能约会成功, 进入下一步孕育阶段。

在显微镜下面, 所有的精子看起来都跟小蝌蚪很像, 但实际上, 根据相关研究表明, 每一个精子都是不一样的。

● 长相好看的精英精子更受欢迎

正常男性在每次性生活中射出的精子数以千万计, 然而这么多的精子, 真正能到达女性输卵管壶腹部获得与卵子接触机会的精子往往只有极少数"精英"。由于卵子及女性生殖道中存在各种选择机制, 最后通常只有一个精子与卵子结合, 完成受精。到底哪一个精子能受精, 目前的研究无法做到准确预测。但是, 对那些接近受精的一批精子的特征研究, 发现精子的"长相"有一些规律可循。

研究发现, 能穿透女性宫颈黏液的精子, 被认为是具有受精潜能的精子, 对这部分精子的形态特征进行分析, 发现它们头部外形平滑, 弧度规则, 大体为椭圆形, 顶体区占头部面积 40%~70%, 尾部可有弯曲, 但未成角折弯等。这样的精子被称为"正常形态", 对提高受孕率有用。

● 精子的形态与是否生育畸形后代之间没有必然联系

每个男人体内都有"长相"不好的精子, 生育力正常的男性, 精子正常形态率才 15%~25%。但精子的形态与是否生育畸形后代之间没有必然联系, 也就是说体内有畸形精子的男士生出来的孩子并不一定就畸形。但是, 好的精子形态与怀孕概率有直接关系, 所以, 必须果断屏蔽生活中容易伤害精子"容颜"的因素。

从男人外表和日常生活看精子质量

男性大肚腩，精液可能有问题

荷兰研究者发现，腰围超过 102 厘米的男性精子浓度较低，正常运动的精子计数较少。研究者认为，腹部承载过多的重量会妨碍性激素的释放以及精子的生成和成熟。

相貌平平的男性精液质量反而更好

西班牙和芬兰的研究者发现，与俊朗的男性相比，相貌平平的男性精液质量反而更好。研究者用"权衡假说"理论解释了其中的原因，即男性投入到生殖资源的能量是固定的，如果一个男性把更多的资源用于精液生成，那么他用于外貌特征的资源就会减少。

较少使用塑料容器的人精子好

日常生活中，较少使用塑料容器的人精子好。丹麦学者认为，双酚 A 会影响附睾中雄激素和雌激素的活性，从而阻碍精子的正常发育。

爱穿宽松内裤的男性精子活动能力更高

精子的运动能力非常重要，游动速度缓慢的精子很难到达输卵管，也就无法成功怀孕。宽松内裤可以降低阴囊温度，有利于改善精液质量。

一定要避开的"杀精"食物

● 肉制品和脂肪含量高的乳制品：多食会影响精子的质量和数量

肉制品在腌制和加工过程中会产生亚硝酸盐。亚硝酸盐是导致身体疲劳，引发癌症的重要因素。通常，肉制品在加工过程中的卫生状况也令人担忧。备育男性大量食用加工肉类、脂肪含量高的乳制品等，会使有害物质积聚在体内，影响精子的质量和数量。

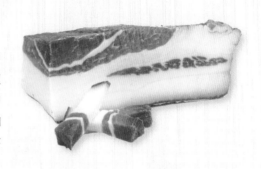

● 烧烤、油炸食物：会影响精子的生成

烧烤、油炸食物含有致癌物丙烯酰胺，影响睾丸生成精子，也会导致男性少精、弱精。油炸食物中的重金属镉还会直接对精子产生毒性，影响胚胎的质量，严重的还会导致畸形胚胎。需要注意的是，这里所谓的烧烤食物是指用炭火烧烤的食物，而不是烤箱烤制的，烤箱烤制是一种健康的烹饪方法。

● 酒：过量饮酒影响精子质量

极少量的饮酒不影响精子的质量，但过量就会对精子的存活有影响。酒的主要成分是乙醇，它对人体有麻醉作用，通过血液循环能很快进入人体各组织细胞，从而影响精子质量。

一定要亲近的"壮精"食物

● 牡蛎、鱼、虾等富含锌食物：增加精子数量

牡蛎、鱼、虾等含丰富的锌，充分地摄取锌能让性能力提高。如果锌的摄取不足，会使性能力衰弱。男性的前列腺中含有丰富的锌，锌与性激素的合成有关，它能让精子更具活力，这就是为何锌又被称为"性矿物质"的原因。同时，鱼肉中含有的 ω-3 脂肪酸对精子的生成起到了促进作用，经常吃鲑鱼、金枪鱼等深海鱼的男性，精子浓度要比普通人高 65%。

● 黑芝麻、玉米、松子等富含维生素 E 的食物：提高精子成活率

不少夫妻长期不孕，原因就是精液质量不佳。此时，可以适量多吃些富含天然维生素 E 的食物，如黑芝麻、玉米、榛子、松子、木耳、花生油等。天然维生素 E 直接存在于精子体内而非精浆中，可以使精子免受氧化所造成的形态损伤，对保护精子的正常形态和活力起到了很重要的作用，有利于提高精子的成活率，降低精子的畸形率。

● 蜂蜜等富含植物雄性激素的食物：有助于精液的形成

蜂蜜是一种富含植物雄性激素的食品，很适合备育男性食用。蜂蜜是蜜蜂采集大量花粉酿造而成的产物，而花粉就是植物的雄性器官，花粉经过蜜蜂的酶作用后，里面含有大量的植物雄性激素。这种激素与人的垂体激素相仿，有明显的活跃性腺的生物特征，而男性的精子就是在垂体激素的控制下产生的。而且，蜂蜜所含的糖易被吸收入血，对精液的形成十分有益。

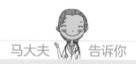

马大夫　告诉你

维生素 E 和蜂蜜搭配服用效果更佳

维生素 E 的每天推荐用量为 100～200 毫克，备育男性可以每天早晚各服一片 100 毫克规格的维生素 E 片。备育男性可以将维生素 E 和蜂蜜同服。因为蜂蜜中含有大量的植物雄性生殖细胞——花粉，它含有一种和人垂体激素相仿的植物雄激素，有明显的活跃男性性腺的生物特征，且蜂蜜的糖分易被吸收，对精液的形成十分有益。维生素 E 又能够刺激精子的产生。

●动物肝脏、西蓝花、胡萝卜等：保证精子正常发育

一些医学专家研究证实了男性精子发育不成熟的部分原因与缺乏维生素 A 有关。男性若缺乏维生素 A，会使睾丸萎缩、精子发育不良、影响生殖功能。富含维生素 A 的食物有猪肝、羊肝等动物肝脏，西蓝花、胡萝卜、豌豆苗等植物性食物富含胡萝卜素，胡萝卜素进入人体后转化为维生素 A。注意动物肝脏不可多食，每周吃不超过两次，每次不超过 50 克即可。

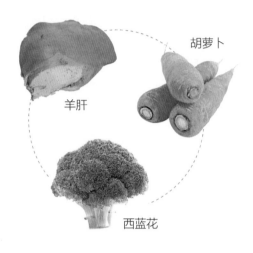

胡萝卜

羊肝

西蓝花

●番茄、西瓜：提高精子数量和活力

印度科学家最先发现，番茄、西瓜、葡萄中含有的番茄红素与精子数量有关系。他们发现不育男性的体内番茄红素的含量偏低，同时番茄红素还与精子的形态以及活力有关。

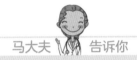

马大夫　告诉你

食用番茄的注意事项

番茄含有维生素 K，因为大部分抗凝血药通过干扰维生素 K 依赖性凝血因子的合成来发挥作用，所以现在有一种错误的观点，用抗凝血药避免食用富含维生素 K 的食材。其实，正常食用含维生素 K 的番茄等，对抗凝血药的影响不大。

服用新斯的明或加兰他敏等抗过敏药物时不要食用番茄，因为番茄中的营养物质会对这些药物产生影响，引发不良反应。不要食用未成熟的番茄，因为其中的茄碱含量较高，食用后可能出现恶心、呕吐、胃痛等不适症状，一次食用过多还可能导致食物中毒。

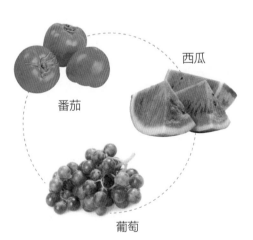

西瓜

番茄

葡萄

有助于壮精的食谱

清蒸牡蛎

材料　新鲜牡蛎 500 克。

调料　生抽、芥末各适量。

做法

1. 新鲜牡蛎用刷子刷洗干净；生抽和芥末调成味汁。

2. 锅内放水烧开，将牡蛎平面朝上、凹面向下地放入蒸屉。

3. 蒸至牡蛎开口，再过 3~5 分钟出锅，蘸味汁食用即可。

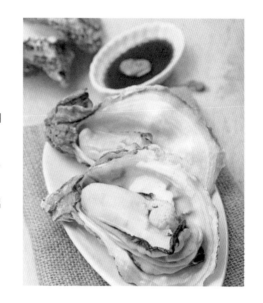

香煎鳕鱼

材料　净鳕鱼肉 100 克，鸡蛋半个，牛奶 50 克，面粉 20 克。

调料　盐 2 克，胡椒粉、法香末各 3 克。

做法

1. 鳕鱼肉洗净，控干；鸡蛋打成蛋液，与牛奶搅拌均匀；将面粉、胡椒粉、盐与法香末混合拌匀。

2. 将鳕鱼肉先裹满蛋液，再两面均匀地裹上面粉，抖掉多余的面粉。

3. 平底锅置火上，倒入植物油烧至八成热后改成中火，将鳕鱼肉煎约 2 分钟，至鱼肉成熟即可。

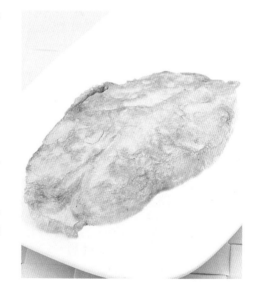

备育男性的营养和运动

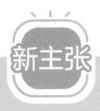

新主张

BMI 在 20~25 的男性精子质量高

研究显示，肥胖男性的劣质精子更多，生殖能力更差。所以，肥胖很容易成为生育的绊脚石，备育男性一定要将体重控制在合理范围内，才能产生高质量的精子。研究表明，BMI 在 20~25 的男性更容易拥有高质量的精子。

BMI ＝ 体重（千克）÷ 身高（米）的平方

运动有助于减肥，能增强男性体内睾酮含量，增强性欲和精子活力，增加精子数量。跳绳、游泳、打乒乓球等都是不错的运动选择。

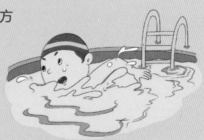

别做"肉食动物"，适当"吃点草"

很多男性"内心住着一只肉食动物"，对肉类情有独钟，而不注意蔬菜、水果的摄入。一个人如果长期吃肉多、吃蔬菜水果少，对精子的生成是不利的。

另外，蔬菜水果中富含的胡萝卜素、维生素 C 等，都是维持正常性功能，保持精子数量和活力必不可少的物质。

因此，备育男性在饮食上要适当"吃点草"，即重视蔬菜水果的摄入，这样才能保证精子发育所需的营养，使遗传潜力得到最大发挥。

一定要吃的壮阳食物，"肉和草"平分秋色

食物	壮阳功效	食用宜忌
羊肾	补肾益精，调理肾虚劳损、腰脊冷痛、足膝痿弱、耳鸣、耳聋、阳痿、滑精、尿频等，能有效增强性功能，改善"性趣"不足	羊肾为大补之物，但经常过量食用会伤害身体
牛肉	中医认为，牛肉有补中益气、滋养脾胃、强健筋骨的功效。牛肉中的锌含量丰富，锌不但是构成精子的重要元素，还和精子的生成密切相关	牛肉不宜常吃，以一周1次为宜。患有感染性疾病、肝病和肾病的人要慎食
鹌鹑	具有益中补气、强筋骨、补血填精的功效。对肾精不足引起的腰膝酸软、夜尿频多、阳痿、早泄等有一定食疗效果	感冒期间不要食用，不建议与猪肉一同食用
甲鱼	有滋补强身、益气填精、滋阴养血的功效，对肝肾阴虚者特别有益	可以偶尔食用，不宜常食。食欲缺乏、消化不良、脾胃虚寒者慎食。肝炎患者不建议食用
韭菜	有固精、助阳、补肾、暖腰膝的功能，适用于阳痿、早泄、遗精等人群	患有眼疾者慎食韭菜；有阳亢及热性病症的人不建议食用韭菜
枸杞子	补肾益精、养肝明目，对肝肾阴亏、腰膝酸软、头晕目眩、遗精有很好的疗效，能够增强性功能	由于它温热身体的效果相当强，正在感冒发烧、身体有炎症、腹泻的人不建议食用
香蕉	富含镁，镁可以增强精子的活力，提高男性的生育能力	香蕉性寒，故脾胃虚寒、胃痛、腹泻者应少食
桑葚	能补肝、益肾、滋补阴液，用于调理治肝肾阴亏引起的各种症状	脾胃虚寒、腹泻者不建议食用

留心的饮食细节

一些不良饮食细节，一般人偶尔为之，不会对身体有什么影响，但对备育男性来说则危害巨大，因此要格外注意。

1 用微波炉加热饭菜的时候，不要用普通塑料饭盒，因为在加热的过程中，饭盒中的化学物质会被释放出来，对人体产生危害，直接影响男性的身体健康和生育能力。瓷器铅含量高，用于加热饭菜时也会对人体有害，应该避免使用。建议用微波炉专用饭盒加热饭菜。

2 冰箱里的熟食一定要加热之后再食用，否则会有大量细菌。冰箱里的制冷剂对人体也有危害，所以，不要将食物长时间放在冰箱里。

3 水果皮虽然有丰富的营养，但是农药含量也很高，所以，吃水果要尽量削皮。带皮的蔬菜要去皮、洗净。若生吃蔬菜，除了要泡洗外，还要用开水烫一下，这样虽然会损失一些营养，但农药的成分会减少很多。

一个月减重 2 千克为宜

为使备育男性的体重达到理想标准，减肥不可缺少。但也不宜减重过快，如果迅速减低体重，会影响身体对营养的吸收，从而影响精子质量，甚至导致备育失败。一般来讲，一个月减重 2 千克为宜，这样的减重速度安全而科学。

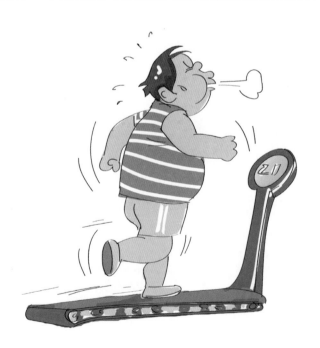

动动腿和腰，提升"优育"力

● 告别剧烈运动

剧烈运动会影响精子产生

人在剧烈运动时，能量消耗比较大，呼吸会加深、加快。当无法满足对人体的氧气需求时，葡萄糖会在缺氧的状态下发生无氧酵解，同时产生大量乳酸等代谢产物。这些代谢产物会随着血液循环进入睾丸，导致氧化应激反应的产生，增加精液中的活性氧成分，当精液中的活性氧超过了精液自身的抗氧化能力之后，就会影响精子产生。

剧烈运动后精子复原需要时间

很多男性身体健康，没有不良嗜好，但是也无法生育，归纳起来，竟是经常进行剧烈运动惹的"祸"。但也不必过于担心，剧烈运动会对生育力造成影响，但不至于导致不育症。停止剧烈运动后，再加上充足的休息和服用能提高精子活力的药物，几个月后精子活力、数量就会恢复正常。

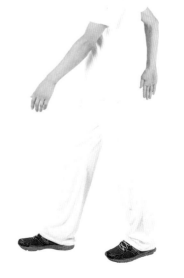

● 散步是备育男性的优选运动方式

备育男性如果想要一个强健的体魄，就必须进行体育锻炼。而散步这种运动，既不会产生花销，又容易坚持，是备育男性的优选运动方式。

散步时最好快走，以微微出汗的程度为宜，这样具有加快下肢血液循环的良好运动效果。上班族可以在上下班途中适当地以步行代替交通工具，比如提前一两站下车，居住的地方和工作地点比较近的，可以走着去上班。这样既可以为忙碌的生活注入运动的活力，又可以收到意想不到的运动效果。

● "猫步"可强肾

有研究发现，时装模特专利的"猫步"，有增强性功能的作用。猫步的特点是双脚脚掌呈"1"字形走在一条线上。中医认为，走"猫步"时，除了能增强体质，缓解心理压力外，由于姿势上形成了一定幅度的扭胯，这对人体私密处能起到一定程度的挤压和按摩，可达到强肾、增强性功能的作用。因为人体会阴部有个会阴穴，会阴穴属任脉，走猫步能够按摩刺激会阴穴，不仅有利于泌尿系统的保健，而且有利于整个机体防病强身。

另外，扭胯不但可以使阴部肌肉保持张力，还能改善盆腔的血液循环，预防和减轻前列腺炎的症状。

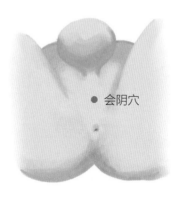

● 会阴穴

会阴穴位于阴囊根部
与肛门连线的中点

如何
"走猫步"

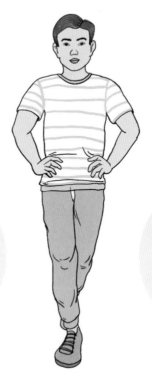

做法
双脚脚掌呈"1"字形
走在一条线上，形成
一定幅度的扭胯动作。

功效
不仅能增强性功能，
还可缓解紧张情绪，
有利于心理健康。

● 壮腰功：健肾壮腰

壮腰功是由以腰部为主的活动组合而成的健身方法，可健脑益肾、舒筋壮骨、行气活血。

鹞子翻身腾九霄

俯身弯腰垂背，再举双臂随腰部的转动而挥圈（呈逆时针方向）。同时转颈回首，在前半圈时左顾，后半圈时右盼。

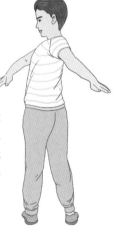

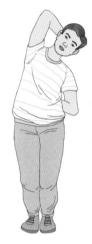

古松迎客斜展枝

直立，右手上举，屈肘，置臂于枕后，掌心朝前，虎口向下；左手后弯，横臂于腰后，掌心朝后，虎口向上；同时上身向左侧弯。然后两上肢伸展，交换方位，左臂置于枕后，右臂横腰后，上身向右侧弯。

大鹏展翅万里遥

直立，两足分开与肩同宽。两腿不动，上身转体向左，上肢随之侧平举，掌心向上，两目注视左手。稍停后，再向右转体做上面的动作。右转体时，两目注视右手。

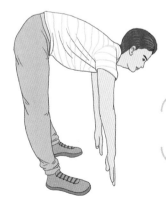

观天按地练精气

直立，两手掌托住两腰，上身后仰，仰面观天。稍停后，弯腰前俯，两掌也随之尽量下按，但不着地。同时昂头，目视前方。

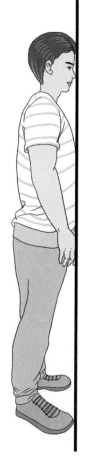

贴墙功

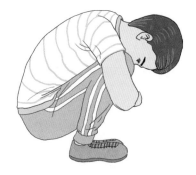

1 先选择一处较安静的空间，贴墙站立。

2 站稳后，保持原动作不变，缓缓下蹲。完全下蹲后，用双臂抱住下蹲的双腿。

3 身体慢慢起立，直到完全直立。

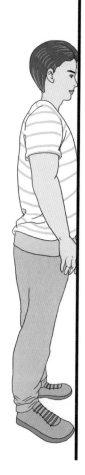

4 重复第一次下蹲的动作。每天练2～3次。

专题 热点问题大汇集

扫一扫，听音频

备育爸爸问 备育男性年龄越大孩子智商越低吗？

马大夫答

智力低下的发病率有随备育男性年龄的增高而上升的趋势。从孩子智商方面考虑，一般来说，25～35 岁是男人的最佳育龄，因为这个年龄段的男人正值青壮年，除了有良好的身体素质外，经济、事业都趋于稳定，养育孩子的物质条件优越，心理承受能力也较强。虽说男人可终身拥有性功能和生育能力，但从优生角度看，还是以不超过 35 岁为好。男人的精子质量 35 岁后将有所下降。

因此，还是应该做好人生规划，尽早完成生儿育女这些人生大事。

备育爸爸问 听说备育时留胡须不好，是真的吗？

马大夫答

很多男性都认为留有胡须非常好看，有时还为自己的胡须扬扬得意。但需要提醒备育男性留胡须存在一些不利。

1. 留胡须对精子发育不利：浓密的胡须能吸附许多灰尘和空气中的污染物，这些污染物很容易进入呼吸道和消化道，对精子发育不利。

2. 留胡须除了污染吸入的空气以外，还会给饮食带来不便，往往会在胡须上沾染汤水或饭粒。

因此，为了胎宝宝的健康，备育男性应保持面部的整洁，常刮胡须。

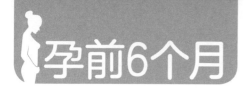

孕前6个月

孕前必须做一次全面体检

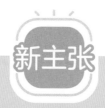

新主张

孕检前3~5天别有性生活

孕前检查一般建议在孕前3~6个月开始做检查。孕前检查前3~5天不能有性生活，男性禁欲时间太短或太长都有可能影响精子质量，女性也有引起妇科炎症的可能。女性最好是在月经后3~7天之内进行检查。

此外，检查前3天不要吃油腻、糖分高的食物；前一天应洗澡、保证身体清洁；抽血前需要空腹8小时以上。

留意"传男不传女"的遗传病

有一类疾病是由性染色体X上的基因决定的。女性有2条X染色体，男性只有一条。如果某种疾病是X染色体上的隐性基因所致，那么在女性体内可能被另一条X染色体上的显性基因所掩盖，而Y染色体上携带的致病基因将很容易地被表达出来。比如脱发，父亲遗传给儿子的概率是50%，外公遗传给外孙的概率是25%。再比如血友病，只有男孩会患病。女性基因携带者会把致病基因传给后代，其中男性后代50%可能患病，女性则只是致病基因携带者。

因此，备孕前最好和家人沟通，看看有无家族遗传病史，详细了解自身的健康状况和潜在风险，为孕育健康的宝宝打好基础。

孕前检查别忘了口腔检查

● 雌激素会加重口腔问题

在孕期，准妈妈雌激素迅速增加，免疫力降低，牙龈中的血管会增生，血管的通透性增强，牙周组织变得更加敏感，会加重口腔问题。以前没有口腔问题的孕妈妈可能会出现口腔疾患。

● 口腔有问题不利于胎宝宝发育

由于怕影响胎宝宝，孕妈妈即使牙疼也不敢吃药，只能强忍着，心里特别烦躁，饭也不能好好吃。而孕妈妈的心情、营养摄入都会影响胎宝宝的生长发育。并且，孕期口腔问题有产生畸形儿、流产的风险，还会引发早产或导致新生儿低体重的可能。因此，备孕女性最好在孕前解决口腔问题。

● 孕前检查避免孕期出现口腔问题

孕前口腔检查主要包括对牙周病、龋齿、冠周炎、残根、残冠等检查。最好能洗一次牙，把口腔中的细菌去除掉，确保牙齿的清洁，保护牙龈，避免孕期因为牙菌斑、牙结石过多而导致口腔问题。需要注意的是，如果男性患有牙周炎，也会影响精子质量，所以备育男性也要做好口腔检查。

● 孕前必须治疗的口腔疾病

1.牙周病：孕期牙周病越严重，发生早产和新生儿低体重的概率越大。怀孕前应消除炎症，去除牙菌斑、牙结石等局部刺激因素。

2.龋齿：怀孕会加重龋齿的症状，孕前未填充龋洞可能会发展至深龋或急性牙髓炎，剧痛会令人夜不能寐，而且准妈妈有龋齿，宝宝患龋齿的可能性也很大。

3.阻生智齿：无法萌出的智齿上如果牙菌斑堆积，四周的牙龈就会发炎、肿胀，随时导致冠周炎发作，甚至会出现海绵窦静脉炎，影响孕期健康。

4.残根、残冠：如果孕前有残根、残冠而未及时处理，孕期就容易发炎，出现牙龈肿痛，应及早治疗残根、残冠，或拔牙，或补牙，以避免孕期疼痛。

检查需注意的细节及检查项目

● 身体没有异常也要进行孕前检查

有些女性怀孕前月经很正常，基本没什么身体异常表现，但怀孕后却出现了胚胎停育的情况。从医学上讲，有很多疾病的症状不明显，但在怀孕后可能会影响胎宝宝的生长发育。因此，备孕夫妻孕前一定要做检查。健康的宝宝需要夫妻双方共同努力，我们的目标不只是怀上，更是做到母胎健康。

有一部分备孕夫妻因为不了解孕前检查的重要性或嫌麻烦，或者错过检查的时间等原因而没有进行孕前检查，没有确定身体状况是否适合怀孕，宝宝就悄然来临。这时也不要过分担心，因为从怀孕到分娩，孕妈妈还要做大大小小的各种产检，到时千万不要再错过了。

● 孕前检查不能用婚前检查代替

婚前检查是指结婚前，对男女双方进行常规体格检查和生殖器官检查，以便发现疾病。需要注意的是，不能以为婚前检查过关就不用做孕前检查了。孕前检查基本上可以涵盖婚前检查的内容，如体格检查、生殖系统检查、慢性疾病检查等，而血液、染色体等可以排除女性病毒感染、男性染色体平衡易位的检查项目，则是婚前检查中没有的。

此外，很多新婚夫妇由于各种原因，婚后并没有马上要小孩。夫妻俩在婚前检查时一切正常，但到妻子怀孕时往往已间隔了一段时间，此时，夫妻俩的身体状况已经发生了变化，应到医院做孕前检查。有些孕妇查出问题时已到了妊娠晚期，保胎还是引产？进退两难。如能在孕前进行全面检查，就可以避免这种不必要的麻烦了。

● 备孕女性孕前常规检查

检查项目	检查内容	检查目的	检查方法	检查时间
身高体重	测出具体数值，评判体重是否达标	如果体重超标，最好先减肥，调整到正常范围	用秤、标尺来测量	至少怀孕前1个月
血压	血压的正常数值：收缩压 <140 毫米汞柱 舒张压 <90 毫米汞柱	怀孕易使高血压患者血压更高，甚至会威胁准妈妈的生命安全	血压计	怀孕前 3~6个月
血常规血型	白细胞、红细胞、血沉、血红蛋白、血小板、ABO 血型、Rh 血型等	是否患有贫血、感染等，也可预测是否会发生血型不合	静脉抽血	怀孕前 3~6个月
尿常规	浊度、尿色、尿比重、酸碱度、白细胞、亚硝酸盐、尿蛋白、葡萄糖、酮体、尿胆原、尿胆红素、红细胞等	有助于肾脏疾病的早期诊断，有肾脏疾病的女性需要治愈后再怀孕	尿液检查	怀孕前 3~6个月
生殖系统	通过白带常规筛查滴虫、真菌感染等尿道炎症以及淋病、梅毒等性传播疾病，有无子宫肌瘤、卵巢囊肿、宫颈病变等	如患有性传播疾病、卵巢肿瘤及影响受孕的子宫肌瘤，需先彻底治疗再怀孕	阴道分泌物、宫颈涂片及B 超检查	怀孕前 3~6个月
肝肾功能	包含肝肾功能、乙肝病毒、血脂等	肝肾疾病患者怀孕后可能会加重病情，导致早产	静脉抽血	怀孕前 3~6个月
口腔	是否有龋齿、未发育完全的智齿及其他口腔疾病	怀孕期间，原有口腔隐患易加重，会影响胎儿的健康，口腔问题要在孕前解决好	口腔检查	怀孕前 3~6个月

● 备孕女性孕前特殊项目检查

检查项目	检查目的
乙肝病毒抗原抗体检测	乙肝病毒可以通过胎盘引起宫内感染或者通过产道引起感染，会导致宝宝出生后成为乙肝病毒携带者，做此项检测可让备孕女性提早知道自己是否携带乙肝病毒
糖尿病检测	备孕女性怀孕后会加重胰岛的负担，可能会出现严重并发症，因此备孕女性要做空腹血糖检测，必要时进行葡萄糖耐量试验
遗传疾病检测	为避免下一代有遗传疾病，备孕夫妻有一方有遗传病史要进行相关检测
ABO 溶血检查	当备孕女性有不明原因流产史或二孩妈妈的血型为 Rh 阴性，丈夫血型为 Rh 阳性，应该检测有无抗体生成
优生五项检查	检查备孕女性是否感染弓形虫、风疹病毒、巨细胞病毒、单纯疱疹病毒以及其他病毒，备孕女性一旦感染这些微生物病毒，就会引发流产、死胎、胎儿畸形、先天智力低下、神经性耳聋等症状
染色体检查	检查备孕女性是否患有特纳综合征（先天性卵巢发育不全）等遗传疾病及不孕症

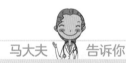

马大夫 告诉你

孕前要治愈痔疮

孕前必须治愈痔疮，因为女性怀孕后分泌的激素易使血管壁的平滑肌松弛，增大的子宫压迫腹腔的血管，会使原来的痔疮加重，或出现新的痔疮。

预防和治疗痔疮要从生活细节做起。合理饮食，少食多餐，避免吃辛辣等刺激性食物。注意肛门局部清洁，每天还可按摩肛周组织3～4分钟。避免久坐不起，每天有意识地进行3～5次提肛运动。

● 不可急于怀孕的情况

患有这些疾病的女性应做好孕前咨询和疾病评估

病类	疾病评估
结核病	如果女性有结核病，容易发生不孕、流产、早产等情况，还有将该病传染给胎儿的危险，此时怀孕会威胁准妈妈的身体健康
心脏病	如果女性患有心脏病，在妊娠期间心脏负担会过重，很容易引起心功能不全，甚至出现心衰症状，造成流产、早产等
糖尿病	患糖尿病的女性容易并发妊娠高血压综合征、羊水过多等症或出现流产、早产、胎死宫内等情况，此时怀孕会增加难产概率或生出巨大儿、畸形儿等
肝脏病	孕妈妈本身若患有肝脏疾病，再加上妊娠期肝脏负担加重，容易引起肝功能异常
高血压	高血压患者如果怀孕，容易发生妊娠中毒症，而且会发展成重症。要在经过系统治疗后，血压指数正常或接近正常，并听取医生意见后再考虑怀孕
肾脏病	患肾脏病的女性，肾功能正常时可以怀孕，当然，妊娠时会有蛋白尿增多的现象，有些人妊娠后肾脏病会恶化，长期服用某些药物时得谨慎怀孕

● 高龄女性特别需要做的孕前检查

全身及妇科检查

全面了解高龄女性的既往病史，对分娩过缺陷儿者，详细了解其发生、发展及治疗过程，母体有无内外科疾病、孕期感染、不适当用药、孕期并发症、遗传因素等。全面了解高龄女性当前的健康情况，包括营养、发育，有无贫血、高血压、肾炎、肝炎、糖尿病等。

对遗传性疾病的细致检查

如高龄女性曾经生产过畸形婴儿，再次怀孕会有一定的再现率，如唐氏综合征，再次怀孕仍有 1%~2% 的复发率。再次怀孕时一定要做进一步检查，以利于优生，夫妻双方应做染色体检查；如怀疑会患新生儿溶血病，应对夫妻二人进行血型分析；必要时女方应进行甲状腺功能、糖耐量试验，以排除内分泌疾患。

必须做卵巢功能检测

过了最佳生育年龄段后，女性卵巢功能开始衰退，出现排卵障碍，影响正常的受孕和生育。同时，雌激素、孕激素也会减少，不足以维持良好的子宫内膜环境，使受精卵难着床。因此，必要时做卵巢功能检测。卵巢功能检测一般是检测来月经1~2 天内分泌的生殖激素，通过查这些激素可以对卵巢功能做出评定。

● 备二孩特别需要做的孕前检查及监控

 优生五项检查

如果备二孩妈妈已过生育的最佳年龄，各脏器功能减弱，产生畸形胎的概率要远远高于适龄准妈妈，孕前检查必不可少。

 对遗传性疾病的检查

对于以前有遗传性疾病的夫妻双方，怀二孩前的检查更是非常重要。即使大宝没有任何健康问题，但再怀孕仍然可能导致疾病的遗传。

 子宫颈检查

子宫颈检查也是一个需要考虑的检查项目，最好将妇科内分泌全套检查及子宫检查都做了，这样才能保证二孩怀得安心，生得健康。

 身体功能的监控

相对于年轻准妈妈，高龄准妈妈患妊娠高血压综合征和妊娠糖尿病的可能性更大一点。因此要对身体功能问题进行严密监控，防止妊娠高血压综合征和妊娠糖尿病对孕育中的二孩带来的危害。

● 有流产史的女性需要做的孕前检查

有流产史，尤其是复发性流产的女性，再次怀孕之前，除做常规的孕前检查外，还宜做染色体检查和全面的身体检查，预防再次流产。

染色体检查

早期自然流产时，染色体异常的胚胎占 50%～60%，多为染色体数目异常，其次为染色体结构异常。染色体异常的胚胎多数结局为流产，极少数可能继续发育成胎宝宝，但出生后也会发生某些功能异常或合并畸形。

全身性疾病排查

曾经自然流产的女性，在孕前一定要做全身性疾病排查，确定自己是否患有可导致流产的疾病。

排查项目

细菌或病毒（单纯疱疹病毒、巨细胞病毒等）	通过胎盘进入胎儿血循环，使胎宝宝死亡而发生流产
严重贫血或心力衰竭	可致胎宝宝缺氧，也可能引起流产
慢性肾炎或高血压	胎盘可能发生异常而引起流产

● 内分泌检查

内分泌失调，如甲状腺功能减退、严重糖尿病未能控制、黄体功能不足等，均可导致流产。

● 生殖器官全面检查

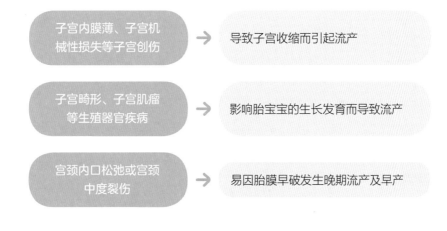

子宫内膜薄、子宫机械性损失等子宫创伤　→　导致子宫收缩而引起流产

子宫畸形、子宫肌瘤等生殖器官疾病　→　影响胎宝宝的生长发育而导致流产

宫颈内口松弛或宫颈中度裂伤　→　易因胎膜早破发生晚期流产及早产

● 特别重要的优生五项检查

鉴于有些病毒会对女性和婴儿造成伤害，所以优生专家倡议女性在怀孕前做一个微生物抗体检查，也就是所谓的优生五项（TORCH）检查。

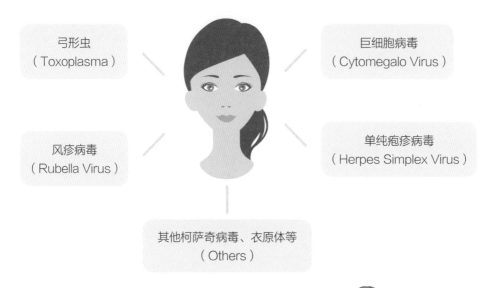

弓形虫
（Toxoplasma）

巨细胞病毒
（Cytomegalo Virus）

风疹病毒
（Rubella Virus）

单纯疱疹病毒
（Herpes Simplex Virus）

其他柯萨奇病毒、衣原体等
（Others）

把这5种病毒的英文名称的首字母组合起来，就是TORCH。

之所以需要特别检查TORCH这几种病原微生物，是因为母体感染后，不会表现出特别的症状。一旦怀孕，这些潜伏的微生物对胎儿有极大的危害：孕早期容易流产和胎停育；孕后期容易早产或引发胎儿先天缺陷及发育异常。

TORCH检查之所以被称为"优生五项"，说明该检查与胎儿的优劣有密切关系，因此该项检查应当安排在孕前进行。若在孕前查出问题，可以有充分的时间调整。如果怀孕后查出问题，会使自己、家人及医生处于左右为难的境地。

马大夫 告诉你

TORCH 感染对胎儿的危害

1. 弓形虫会引起胎儿脑内钙化、小脑积水。
2. 柯萨奇病毒可致胎儿宫内感染和胎儿畸形。
3. 衣原体感染可导致早产、围产儿死亡、婴儿猝死综合征。
4. 风疹病毒会引起胎儿白内障、心脏畸形。
5. 巨细胞病毒会引起胎儿小头畸形、脑内钙化。
6. 单纯疱疹病毒会引起胎儿角膜结膜炎、皮肤水疱。

这些感染中，以风疹病毒感染最常见，且危害最大。

● 备育男性检查项目

检查项目	检查目的
血常规	检查红细胞、白细胞、血红蛋白及血小板数量等
血糖检查	是否患有糖尿病
血脂检查	是否有高脂血症
肝功能	检查肝功能是否受损，是否有急（慢）性肝炎、肝癌等肝脏疾病
肾功能	检查肾脏是否受损，是否有急（慢）性肾炎、尿毒症等疾病
内分泌激素	检查体内性激素水平
精液	检查预知精液是否有活力或者是否少精、弱精。如果少精、弱精，则要从营养上补充，并戒除不良生活习惯
男性泌尿生殖系统	检查是否有隐睾、睾丸外伤、睾丸疼痛肿胀、鞘膜积液、斜疝、尿道流脓和是否动过手术等情况，对下一代的健康影响如何
传染病	梅毒、艾滋病等传染病检查也是很有必要的
全身体格	全身检查及生育能力评估

创造一个易受孕的环境

合理的室内布局能助孕

合理的居家布局，有助于身体健康，同样有助于生育。房间要保持空气流通，多开窗换气。夏天不要长时间呆在空调房中。房间也不能阴暗，要有足够的阳光，避免霉菌等滋生。

床底保持干净整洁：不要放置破旧杂物或其他物品，尤其是金属利器、工具箱和玩具。

家居设计不要太夸张：以方便取物，不影响行走为宜。

客厅花草清新：不宜选择香味过于浓烈的花，否则影响食欲和嗅觉，如茉莉花、水仙、木兰等；如果家中有万年青、仙人掌、五彩球等，不小心接触到其汁液会引起皮肤过敏反应，出现皮肤瘙痒、皮疹等。建议选择那些能吸收甲醛、抗辐射的植物，如虎皮兰、吊兰、绿萝等。

噪声污染不可小视

备孕女性如果经常处于高分贝的噪声区，怀孕后容易出现内分泌功能紊乱，诱发子宫收缩引起流产、早产或者对宝宝的听觉器官造成损害，甚至会导致宝宝某些先天性畸形。

研究发现，男性长期生活在噪声为 70～80 分贝的环境中，性功能会减弱；生活在 90 分贝以上的高噪声环境中，甚至可能导致性功能低下。而更高的噪声则可能导致无法射精。

所以，备孕夫妻无论在工作还是在生活中，都应该尽量减少接触噪声。减少去噪声区的次数，听音乐或看电视时把音量调小一些。

准备怀孕的女性要远离这些工作

1
干洗行业，容易接触到氯乙烯、氯代炔等。

2
需要接触农业及林业生产中的农药喷洒等的工作。

3
制鞋厂的工作，容易接触甲苯、正己烷、丙酮以及许多有机溶剂。

4
容易接触到汽油、苯等的工作。

● 办公室女性备孕须知

白领女性如果准备怀孕，需注意周围的环境。白领女性多处在写字楼中，环境幽雅，远离风吹日晒，但设备先进的现代化写字楼往往存在污染源。因此，计划怀孕的女性要了解办公室里的怀孕"杀手"。

1 电话：电话听筒上 2/3 的细菌或病毒可以传给下一个拿电话的人，是办公室里传播感冒和腹泻病毒的主要途径之一。备孕及怀孕的女性应注意经常为电话消毒。

2 空调：如果长时间待在空调环境中，50% 以上的人会有头痛和血液循环方面的问题，而且特别容易感冒。在空调房间里，室内空气流通不畅，应该定时给空调房间开窗通风，排放废气。在备孕期间，应每隔 2～3 小时到室外待一会儿，呼吸一下新鲜空气。

3 打印机：打印机有静电作用，会导致空气中产生臭氧，容易使人头痛和眩晕。打印机在启动时，还会释放一些有毒气体，一些过敏体质的人会因此咳嗽、哮喘等。因此，对这些物质过敏的备孕女性要少接触打印机。

慎用洗涤剂，远离油烟

● 洗涤剂的危害

一般来说，正规厂家生产的合格洗涤剂安全性没有问题，但有些不规范的厂商用的原料所含的杂质、中间体有可能对皮肤产生刺激，且有的原料本身就是过敏原，如杀菌剂、香料等。有些使用了劣质原料的洗涤剂，其中的有害物质可能超出国家规定的标准，如甲醇和荧光增白剂等。

● 洗涤剂选用建议

注意标签

是否有生产企业、质量检验合格证号、卫生许可证号、生产日期、产品有效期、使用方法和使用注意事项，不要购买假冒伪劣产品。

注意外观

特别是液体洗涤剂，是否均匀、是否有沉淀物或悬浮物，不要购买变质的洗涤剂。

选择适合自己皮肤的洗涤剂

在使用洗涤剂时，如果出现皮肤过敏反应，应立即停止使用，更换其他品牌洗涤剂。

● 远离厨房油烟

厨房油烟气味难闻，容易使人产生恶心、呕吐，胸闷等不适，如果在孕早期接触厨房油烟，容易加重早孕反应。

即使开抽油烟机，厨房的油烟污染仍然很严重。在厨房时间过长，容易吸入有害气体，影响身体健康。

备孕和怀孕过程中要警惕药物危害

扫一扫，听音频

药物是治疗疾病的重要手段，但如果使用不当，便可能引起不良反应，甚至还可能导致胎儿畸形。引起胎儿畸形的药物就是致畸药物。

● 受孕前

这个时期，受精卵尚未形成，用药没有大的影响，但可能使精子或卵子染色体畸变，造成精子或卵子异常，从而直接导致精子或卵子死亡。

● 着床前

这个时期，受精卵与母体无血脉相连，用药没有太大的影响，可以适当用药。但能不用药最好不用药。

● 胚胎期

胚胎期是胎儿器官的生长发育期，也是对药物的敏感时期，这个时期用药应格外慎重。因为很多药物可以通过胎盘影响胚胎发育，从而造成脊椎裂、颅骨裂、心脏畸形、四肢畸形、无脑儿等。

● 胎儿期

这个时期，胎儿的五官已经形成，正在继续生长，各器官进一步分化，结构逐步完善。这时用药造成胎儿器官畸形的概率较小，但容易造成器官功能障碍。如果长期服用甲喹酮可能造成胎儿智力低下，其他药物可能造成胎儿大脑发育不全、小脑形成不全、脑水肿、小头症等。

备孕夫妻要注意了解有害的药物，见下表。

有害药物的种类

有害的药物	对胎儿的危害
链霉素和卡那霉素	导致胎儿先天性耳聋、肾脏损害
氯霉素	抑制骨髓功能
非那西汀	导致胎儿骨骼畸形、神经系统畸形或肾脏畸形
巴比妥类	容易影响胎儿的骨骼发育
各种激素	容易导致性别畸形

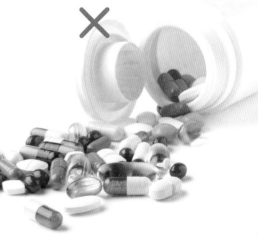

肥胖的女性需要恢复正常体重，才更有利于怀孕

想要快速掌握优孕的注意事项？
获取本书【高效阅读】服务方案
▶ 方案获取方法见本书封二 ◀

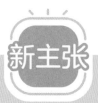

从饮食习惯中找减肥法

　　随着生活水平不断提高、交通便利、信息发达，人们越来越"坐享其成"。慵懒成了现在大部分人的代名词，与之而来的是缺乏锻炼，体质下降，肥胖症患者逐年增多。很多备孕女性都制订了一系列减肥计划，往往工作忙碌或者惰性半途而废。于是，更简易且不失营养的减肥法更加适合上班族备孕女性。

看看自己是否超重

BMI（身体质量指数）＝体重（千克）÷ 身高（米）的平方

等级	BMI 值
体重过轻	BMI<18.5
健康体重	18.5≤BMI<24
超重	24≤BMI<28
肥胖	BMI≥28

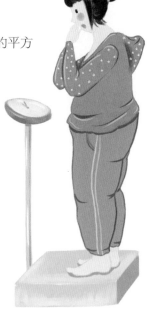

简易营养减肥餐

早餐： 早上刚起床时，空腹喝一杯温水，唤醒肠胃，有利于缓解便秘。早上不宜吃太油腻的东西，喝一碗小米粥或者吃一些面包加牛奶即可。

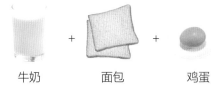

牛奶　　+　　面包　　+　　鸡蛋

午餐： 午餐在三餐中有承上启下的作用，但不宜暴饮暴食。人体必需的蛋白质，在中午可以加以补充，适当吃一些瘦肉类，鱼、虾、牛肉和鸡肉等都是不错的选择。要搭配一些蔬菜。

 + +

金针菇蒸　　海米炒黄瓜　　米饭
鸡腿

晚餐： 晚餐尽量少吃。可以喝一碗小米粥搭配薯类、蔬菜。因为一天的工作量已经结束，身体不再需要提供太多热量去消耗使用，所以尽量不给身体提供多余热量以达到减肥的效果。

 + +

小米粥　　酸爽魔芋　　鸡汁芽白

肥胖备孕女性必知的减肥食物清单

有效的食物	生的食物	生蔬菜、水果、蔬菜汁、生鱼片等
	酸味食物	醋拌菜、酸梅、带皮柠檬、橘子等
	其他食物	荞麦、海藻类、南瓜、牛蒡、木耳等
少吃的食物	油腻食物	油炸类、炒菜、肥肉、奶油等
尽量避免吃的食物	甜食	砂糖、点心类
	烤焦的食物	烤焦的吐司、锅巴、烤鱼、烤肉等
	其他食物	火腿、香肠等

减肥食谱推荐

狝猴桃绿茶汁

材料　狝猴桃 60 克，绿茶粉 6 克。

调料　柠檬汁少许。

做法

1. 狝猴桃对半切开，用小勺挖出果肉。

2. 将狝猴桃果肉放入榨汁机中，加入
   适量饮用水搅打成汁后倒入杯中，
   加入绿茶粉、柠檬汁搅拌均匀即可。

功效： 狝猴桃富含多种酶，可以预防
肥胖。

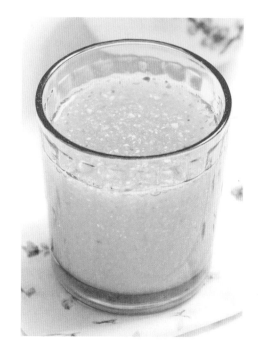

海米炒黄瓜

材料　黄瓜 300 克，海米 20 克。

调料　葱末、姜末各 5 克，盐 2 克。

做法

1. 黄瓜洗净，切成长条；海米用清水
   冲洗，放入温水中泡软。

2. 锅置火上，放油烧至六成热，下葱
   末、姜末炒香，加入海米略炒后，
   放黄瓜翻炒，加盐调味即可。

功效： 黄瓜中的膳食纤维能有效促进机
体新陈代谢，还能降低胆固醇。

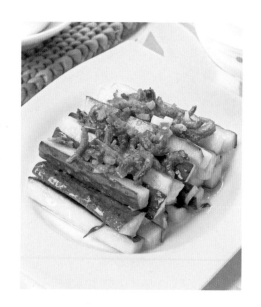

酸爽魔芋

材料 魔芋 300 克，心里美萝卜、白萝卜各 100 克，尖椒半个。

调料 醋 20 克，料酒、白糖各 10 克，胡椒粉、盐各适量。

做法

1. 将醋、白糖搅拌均匀，调成糖醋汁；尖椒洗净，切片；将两种萝卜洗净去皮，切片，用糖醋汁腌 4 小时。

2. 魔芋切片后用沸水焯一下，捞出沥干，切条。

3. 油烧至五成热放胡椒粉炒香，倒入魔芋条翻炒，倒入料酒后盖锅盖焖一会儿，开锅后倒入萝卜片、尖椒片再翻炒至熟，加盐调味即可。

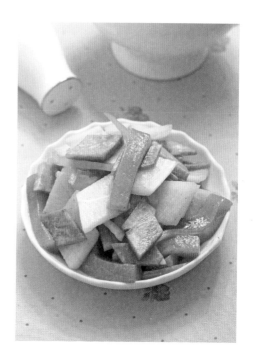

鸡汁芽白

材料 黄芽白 200 克，鸡汁 300 克。

调料 盐适量。

做法

1. 将黄芽白洗净，去老叶，切成 4 厘米长的段。

2. 黄芽白放入开水中稍煮一下，煮到叶子变软即可捞出，放入凉水中泡一阵。

3. 泡好的黄芽白装盘，加植物油、盐、鸡汁搅拌均匀，下屉，大火蒸 5 分钟后关火即可。

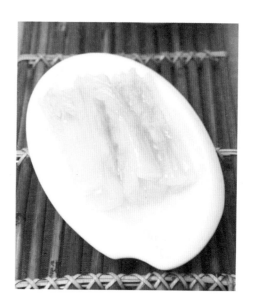

放松心情来备孕，好孕水到渠成

新主张

别把怀孕当成唯一"正事儿"

越来越多的女性认识到，压力大、生活不规律、生活节奏太快会影响女性受孕，因此一些经济条件比较好的家庭会让妻子找个"闲职"或者干脆辞职，专门在家等着"造人"。但是调查结果显示，这种女性往往更容易患上备孕期心理焦虑。

因此，备孕期的女性不要把怀孕这件事看得太重，切忌把怀孕当作唯一的"正事儿"。为了迎接宝宝的到来，可以适当减少出差、加班，但是不必放弃自己的生活。

备孕的职业女性可以这样做。

1. 坚持正常上班，少加班，少出差。

2. 不要过于放任自己，即使换了相对清闲的工作，也要认真完成。

3. 自我实现。生儿育女只是女性自我实现的一种方式，但不是唯一方式，所以不要忘了还有其他自我实现的潜力和需求。趁着备孕、怀孕这个阶段可以关注一下自己擅长的兴趣爱好，提高自己的综合修养。

即使辞职在家坐等"造人"，也不是说没有"正事儿"可做了，每天的饮食起居更要安排好，也可以做些修身养性的事情，比如读书、健身、逛街、欣赏音乐会等。

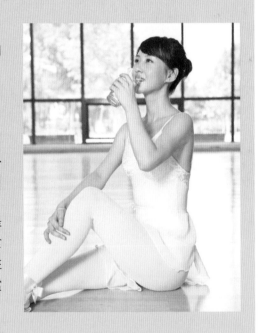

紧张、焦虑、心理压力大会把宝宝吓跑

很多人求子心切，孕前准备阶段害怕怀不上，因而压力过大，紧张焦虑。这样反而不利于受孕。因为焦虑、紧张等不良情绪会影响体内激素水平的分泌，对怀孕不利。

焦虑、抑郁的情绪不仅会影响精子或卵子的质量，也会影响女性激素分泌，即使受孕成功，也可能使胎儿不安、躁动，影响生长发育。在这种情况下受孕难，最好暂时避孕。

所以，备孕的夫妻一定要保持心情轻松。可以参加比较舒缓的瑜伽课程，也可以通过健身来缓解压力，调节心情，让自己平心静气面对这件事。同时，备孕双方也可以多掌握一些关于怀孕的生理知识，不要因为"无知"而乱了阵脚。

● 压力过大可能假性怀孕

有些女性，结婚后盼星星盼月亮，恨不得马上让小萌娃到来，可往往天不遂人愿，备孕很长时间也没个信儿，还受到长辈过多"关照"，最终导致下丘脑及脑垂体的功能紊乱，月经停闭。

闭经后，在体内性激素影响下，小腹会堆积肉肉，在强烈的盼子心理因素的作用下，便认为是怀孕了。接着身体会相继出现挑食和呕吐的"早孕反应"，甚至有的女性模拟怀孕的心理作用，体内雌激素和雄激素比例失调，会奇妙地感觉到新生命的气息，甚至能感觉到"胎动"。其实，这纯粹是心理因素在作怪。备孕夫妻不能仅凭停经就判断是否怀孕，有时突然停经也可能是妇科疾病或其他原因造成的。因此要确定是否怀孕，最好去医院做一次检查或在家用验孕试纸确认。

编辑手札

想怀时怀不上，放松后却有了

一位女性想要孩子时已经 36 岁了，当时备孕好几个月了，去医院检查也没什么问题，不知怎么回事总是怀不上。她挺焦虑的，每天测体温，对排卵期充满期待。后来听了医生的建议，出去旅旅游，散散心，放松一下，回来没多久就怀上了。

愤怒、悲伤等情绪会导致激素分泌失调，继而对卵子的发育产生影响，引起排卵障碍，这些反过来又会给备孕造成更大的压力，由此产生恶性循环。因此，要主动采取措施，避免压力侵袭。

以下方法有减压作用，不妨试试。

在腹式呼吸的同时进行冥想

反复进行深呼吸有助于消除紧张，放松身体。当感觉有压力时，轻轻闭上双眼，用鼻子深深吸气，再慢慢地从嘴里呼气，同时进行冥想。冥想时要坚信自己能静下心来，效果会更佳。

缓解压力的 9 个妙招

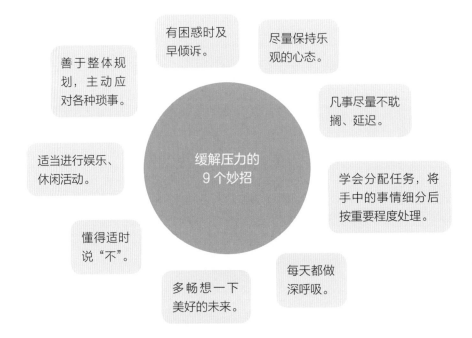

编辑手札

好心情才能吸引好事情

好友小云打算要宝宝以后，看着却比平时还忙，插花、瑜伽、高尔夫……忙得不亦乐乎。一次她母亲给我打电话说："小云是不是把备孕这事儿抛到九霄云外去了，你得帮我劝劝她呀！"于是，我找机会跟她聊了聊这件事。原来，她起初时因过度紧张总是怀不上，在医生的建议下，她开始尝试多参加娱乐休闲活动，分散注意力。

后来没过多久，小云就怀上了，原来真是好心情才有好运气。

缓解压力食谱推荐

香蕉粥

材料 大米 50 克，香蕉 1 根。

调料 冰糖 5 克。

做法

1. 大米淘洗干净，用水浸泡 30 分钟；香蕉去皮，切小块。

2. 锅置火上，倒入适量清水烧开，倒入大米，大火煮沸后转小火煮至米粒熟烂，加香蕉块煮沸，放入冰糖煮化即可。

功效： 香蕉具有"快乐水果"的美誉，它含的色氨酸、钾等成分，可以缓解紧张，减轻压力。

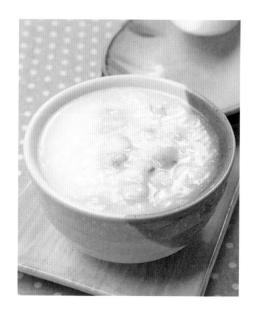

莲子红枣银耳汤

材料 干银耳 2 朵，干莲子 10 克，红枣 3 枚。

调料 冰糖适量。

做法

1. 干银耳用清水泡发，洗净，去蒂，撕成小朵；干莲子洗净，用清水泡透，去心；红枣洗净。

2. 砂锅倒入适量温水置火上，放入银耳、莲子、红枣，倒入没过锅中食材三指的温水，大火煮开后转小火煮 1 小时，加冰糖煮化即可。

功效： 莲子红枣银耳汤是传统的滋补餐，能清心除烦、安神解郁、养颜润肤。

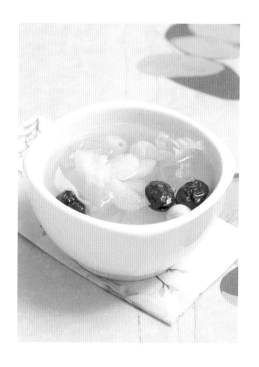

从现在开始纠正不良生活方式

改变会让骨盆力变差的生活习惯

骨盆扮演着许多重要的角色，其中一个角色是子宫及卵巢等内脏的守护者。骨盆底肌肉像是吊床般地将子宫、卵巢、膀胱和肠道等从下方支撑住，包覆尿道、阴道、肛门的肌肉群。若此处肌肉力量变弱或松弛的话，会使得骨盆内内脏下垂，从而导致骨盆歪斜。

平时坐椅子习惯跷二郎腿，常被说驼背，经常穿高跟鞋，双脚交叉站立，坐在地板上时会双脚侧坐或采用 W 型坐姿，常固定用某侧肩膀背包包等，这些不良习惯都容易造成骨盆歪斜变形，要注意及时纠正。同时，为预防骨盆变形歪斜以及提升骨盆力，推荐骨盆底肌肉的锻炼法——V 字提脚运动。

1. 左右脚脚跟靠拢，脚尖打开呈 V 字形，胸背挺直站立。

2. 两脚脚跟保持靠拢状态，慢慢地踮起脚尖。

女性用洗液冲洗私处不利于怀孕

同房前后认真清洗私密处可防病，这样的观点并不完全正确。据报道，使用阴道冲洗液的女性比不用阴道冲洗液的女性盆腔感染危险率增加了 73%。这是由于阴道冲洗液破坏了阴道的自洁功能，导致病原菌趁虚而入，沿宫颈上行至子宫和输卵管，引发盆腔感染。

凡事过犹不及，女性的自身清洁工作只要做到以下几点就可以了。

1. 健康女性每天清洗私密处一次即可。同房前可清洗私密处，但事后没有必要再次清洗，因为在亲密过程中，女性阴道自身会分泌一种杀菌物质。

2. 直接用清水冲洗即可，不必使用药物或阴道冲洗液，更不应进行阴道灌洗。

女性穿紧身衣裤影响怀孕

　　过紧的衣裤会对子宫及输卵管的四周产生极大的压力，引起血液循环不畅。当脱下过紧的衣裤时，输卵管的压力会变小，但子宫仍会保持一段时间的压力。长期如此，会导致子宫内膜异位症。

　　女性也不宜穿过紧的内裤。穿过紧的内裤，容易使肛门、阴道分泌物中的病菌进入阴道或尿道，引起泌尿系统感染。备孕女性穿着应以舒适、健康为宜，宽松、舒适的衣服是最好的选择。

性生活后马上排尿不利于怀孕

　　已婚女性患泌尿系统感染的风险是同龄未婚女性的 2 倍以上。有的女性性生活后会马上排尿，让尿液发挥冲洗尿道的作用，减少细菌的滋生，这是一个很好的习惯，有利于减少发生尿道感染的风险。但是对于备孕女性来说，这招就不适合了，因为性生活后马上排尿，会让精液迅速流出，不利于怀孕。

　　因此，在性生活前最好排尿、沐浴，清洗女性会阴部、男性外生殖器官。性生活后，女性应该在床上平躺 1 小时，最好在臀部垫一个枕头，给精子足够的时间和机会与卵子约会。

经期性生活，让造人大计受重创

很多年轻人对经期性生活的危害一知半解，不能控制感情冲动，经期屡闯禁区。殊不知，这样会有损女性健康。从临床上看，这种情况多发生在年轻人中。很多妇科疾病，如盆腔炎、子宫内膜炎、输卵管炎症、子宫内膜异位症等，都与经期性生活有很大关系，严重的还会引起不孕。因此，为了自己和未来宝宝的健康，应该避免在经期进行性生活。

经期性生活的危害让你意想不到

1 女士行经期间交合，脱落的子宫腔内膜碎块，随着女士达到性高潮，会被收缩的子宫带到输卵管，甚至进入腹腔、盆腔。这些子宫内膜碎块可能导致子宫内膜异位，引致盆腔粘连。

2 容易患上子宫内膜炎、急性附件炎及盆腔腹膜炎。由于经血是病菌繁殖的温床，行经期间交合，会将阴道口与肛门之间的部位（即外阴及会阴）的病原体带入阴道、子宫颈甚至子宫。病原体会导致女性出现发烧和腹痛等病征。此外，病原体也有机会通过子宫内膜的淋巴管感染盆腔部位。除此之外，病原体也会同时感染输卵管及卵巢，导致输卵管闭塞，男性精子不能通过。

3 引致免疫性不育不孕症。进行经期性行为时，男性精子可能在子宫内破损的地方进入血液，而令女性免疫系统产生抗精子抗体。

除了以上原因外，经期性行为会令女性子宫黏膜损伤，也会令女性生殖器官充血，导致经期延长，经血增多。另外妇女在行经期间抵抗力下降，容易因经期性行为而感染性传播疾病。

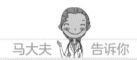

马大夫 告诉你

月经后至少 3 天以上才能同房

从女性健康角度看，最好在月经后至少 3 天才能同房。月经过后，子宫修复需要一段时间。月经刚过就同房不仅对子宫造成伤害，还易引起妇科感染，甚至造成不孕。因此，月经后急于同房是不可取的。

不爱吃的食物，多点花样制作

有些备孕女性可能是偏食主义者，也许偏爱肉食，也许偏素食，但是偏食往往吸收的营养是单方面的。每种食物的营养成分都不一样，像蔬菜富含膳食纤维，水果富含维生素，如果偏食、挑食，怀孕后胎儿吸收到的营养也会不均衡，这样对宝宝出生以后生长发育不好。所以在备孕，要克服不喜欢吃的东西，多选用一些烹调花样（可以买几本菜谱类书籍）。如不爱吃胡萝卜，可以将其制成胡萝卜丝面饼，饺子馅料，与其他水果一起打成果蔬汁等。

有些情况要避孕，得注意方法

有些特殊情况，在备孕期需要避孕，比如夫妻双方有一方有结核，建议暂时避孕。避孕药因为方便、可靠，被很多女性接受。虽然根据最新研究表明，短期服用短效避孕药的女性可在停药当月怀孕，但是服用长效口服避孕药的女性则最好在停药后 6 个月再怀孕，因为避孕药有抑制排卵的作用，并会干扰子宫内膜生长发育。还有很多女性采用的是功能节育器避孕，则要提前 3 个月将节育器取出。备孕这段时间，建议使用安全套避孕。

● 安全期避孕不靠谱

有的女性靠计算安全期来进行避孕。事实上，因为女性的健康状况、情绪波动、环境变化等因素都可能影响排卵。排卵日会提前或错后几天，而男性的精子在女性体内最长可存活 5 天，因此安全期避孕未必是安全的。

● 体外射精避孕不靠谱

因为男性在性兴奋时或是排精之前，可能会有精液流出，而精液中可能含有少量精子，会导致怀孕。实践也证明，体外射精是很容易失败的一种避孕措施。

开启全面运动

运动健身可改善生育力

怀孕是对整个是身体素质的大考验，不单单依赖于几个方面素质的提高。锻炼身体不能急于求成，但要有规划。

备孕夫妻可以采用各种各样的运动方式，不同的运动方式会带来不一样的效果。通常只要适度训练，任何运动形式都有改善生育力的作用。

每天、每周锻炼计划实施

● 每天30分钟有氧运动

有氧运动有助于呼吸得更深，从而提高血液中的氧含量。有氧健身的效率越高，心脏、肺以及血管传输氧气的效率就越高，更利于完成健身任务。此外，有氧运动可以帮助增强自身的体力，从而改善妊娠早期的疲惫感。

有氧健身包括快走、慢跑、太极、游泳、舞蹈以及水中的有氧运动等，尽可能保持每天30分钟的有氧运动。

● 每周2次力量训练

在减轻体重，试图改善生殖能力的过程中，力量训练有助于保持肌肉含量。力量训练还有助于提升骨骼力量以及保持肌肉健壮。这是非常重要的，因为怀孕可能影响骨骼健康，导致关节、韧带松弛或拉伤。

大多数健身中心会提供多种抗阻力健身器材、力量训练器及其他力量训练工具。另外，手持或自制重物，如装满水或沙子的塑料矿泉水瓶，也可以派上用场。每周保持2次力量训练。

● 每天 1 次核心肌群训练

核心肌群指的是腹部以及骨盆周围的肌肉，负责保护背部及保护脊椎的稳定。核心肌群训练可以训练肌肉，以更好地支撑脊椎，提高上半身和下半身肌肉的灵活性。拥有强健的核心肌群可以帮助女性容纳不断撑开的子宫，降低分娩难度，如仰卧起坐就是这种不借助外力，依靠自身躯干就能有效锻炼核心肌群的运动。此外，也可以借助健身球来进行各式各样的核心肌群训练。

● 每周至少 3 次柔韧性及延展性训练

延展性训练可以提升柔韧性，改善关节活动范围。同时，定期的延展性训练还可以帮助缓解压力。此外，延展性训练可以减少运动时身体受伤，缓解怀孕期间因身体变化带来的疼痛及不适感。

延展性训练的最佳时间是其他锻炼结束后，此时肌肉处于温热状态，易于延展。对于非定期锻炼者，最好保持每周至少 3 次延展性训练，以保持身体的柔韧性。同时，瑜伽也可以保持身体的柔韧性。

运动之前要做热身，避免在运动中引起肌肉、韧带拉伤或关节扭伤。

女性应选择对体力要求较低的运动，如慢跑、瑜伽、游泳、郊游等。

每次锻炼强度不要过大，以身体不感到疲劳为宜，锻炼时间不要太长。每周跑步超过 30 千米或每天剧烈运动超过 1 小时可能会影响女性正常排卵。

备孕运动注意事项

一定要坚持运动。如果做不到每天运动，至少做到每周 3 次有氧运动，每次坚持 30 分钟。

男性不宜选择剧烈的运动方式，如橄榄球、骑马等。

备孕女性的专属瘦身操

● 健身球，锻炼核心肌群

1　仰卧，双腿放在健身球上面，做腹式呼吸。吸气时横膈膜会下降，把脏器挤到下方，因此肚子会膨胀，而非胸部膨胀。

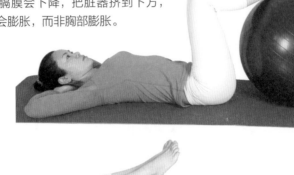

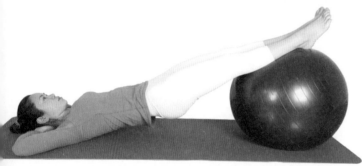

2　吸气的同时臀部抬起，放松，保持5秒。

3　两膝夹紧健身球，且收缩肛门，重复10次。

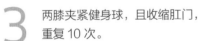

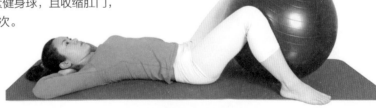

4　头部抬起，保持5秒，再平躺。

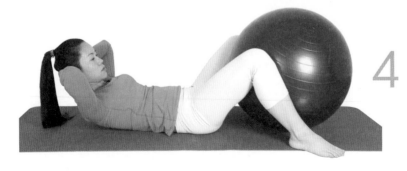

● 虎式瑜伽，让脊椎更灵活

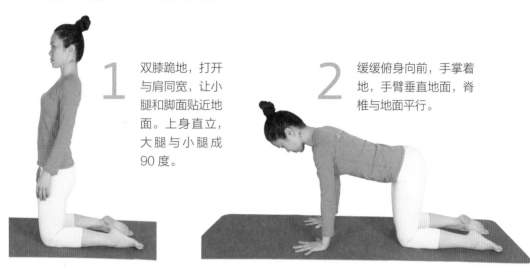

1 双膝跪地，打开与肩同宽，让小腿和脚面贴近地面。上身直立，大腿与小腿成90度。

2 缓缓俯身向前，手掌着地，手臂垂直地面，脊椎与地面平行。

3 吸气，头部下沉成弧形。

4 抬左腿笔直伸展，同时抬头，抬高下颌，伸展颈部。

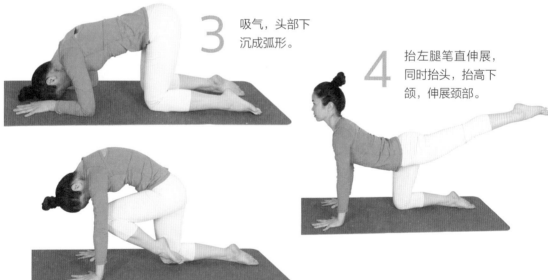

5 呼气，收腿、低头，左腿膝盖尽量靠近头部，脊椎成拱形。

6 头触地，收下颌尽量靠近膝盖，双臂自然向后伸展。然后换一边重复上述动作。

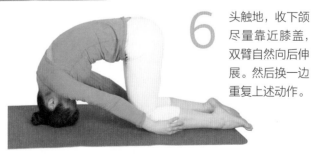

备育男性益精补肾操

备育男性平常可以做这套益精补肾操，很容易操作，还有助于缓解压力。

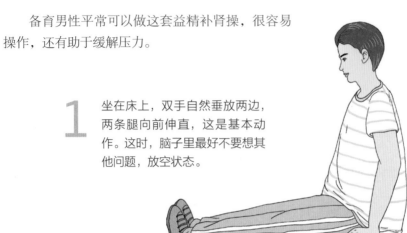

1 坐在床上，双手自然垂放两边，两条腿向前伸直，这是基本动作。这时，脑子里最好不要想其他问题，放空状态。

2 稍微低下巴，同时一边呼吸一边做前屈动作，一定要尽量伸展腰部，这样才能达到保健作用。

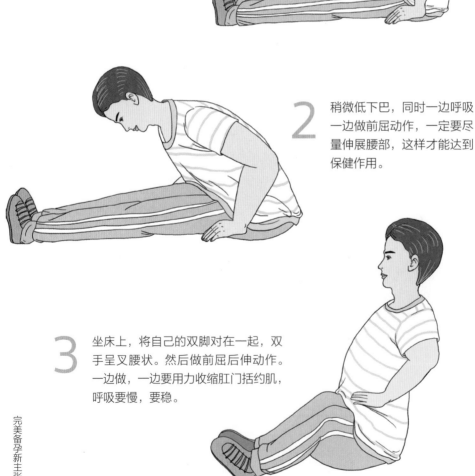

3 坐床上，将自己的双脚对在一起，双手呈叉腰状。然后做前屈后伸动作。一边做，一边要用力收缩肛门括约肌，呼吸要慢，要稳。

备孕妈妈问 服用紧急避孕药期间发现怀孕了，宝宝能要吗？

服用紧急避孕药期间意外怀孕的宝宝能不能要，要结合服用药物的时间和服用药物的种类、剂量等综合考虑。如果服药是在停经 3 周内（末次月经第 1 天开始），则是安全期，此时药物对胚胎的影响是"全或无"，即要么不能要，要么几乎无影响。受精 3~8 周是"高敏期"，此时胚胎分化活跃，对药物的敏感性较高，这个阶段服药的致畸率较高，怀孕期间要严格做好产检。

备孕妈妈问 如果有一次自然流产史，再次发生自然流产的风险大吗？

非常理解这种担心再次发生自然流产的心情，不过仅发生一次自然流产并不意味着夫妻一方或双方有什么问题。自然流产可能就是一次偶然现象，绝大多数有过一次自然流产史的女性，再次怀孕都非常顺利。

备孕妈妈问 我只有一个卵巢，还能怀孕吗？

可以。如果因卵巢囊肿等原因手术切除一侧卵巢，受孕概率可能会降低，但并不意味着无法怀孕。

尽管目前关于单卵巢女性怀孕的研究比较有限，但有数据显示，该人群中将近一半的女性都可以怀孕，而且大多数都是自然受孕，无须借助生殖技术。

孕前3个月
为怀孕做好营养储备

脂肪要限制，也要适当补充

　　随着备孕健康意识的增强，不少备孕夫妻担心脂肪过多会影响精子、卵子质量，甚至患上肥胖症、心脏病、糖尿病等疾病，因此限制脂肪摄入，甚至坚持素食。其实在保证正常体重范围的同时，应适当补充脂肪。

　　脂肪中的胆固醇是合成性激素的重要原料，如果脂肪摄入不足，对性能力会造成一定影响。饱和脂肪酸摄入过量，有可能引起不利于人体健康的疾病，要限制摄入。不饱和脂肪酸对身体有益，可从黄豆、坚果、菜籽油、橄榄油、亚麻子油等中获取。

不同体质这样吃更健康

● 普通女性孕前怎么吃

（1）用餐时保持愉快的气氛，最好不要分心，如不要在吃饭时看电视，想工作等。

（2）避免吃辛辣刺激的食物。

（3）尽量选择当季的水果，变换购买种类，每天摄入 200～350 克水果。

（4）早餐和午餐应尽量多吃点，晚餐要少吃点，建议睡前 3 小时不吃东西。

（5）吃饭时要细嚼慢咽，这可帮助消化，吸收营养。

● 消化不良的女性孕前怎么吃

（1）将少量营养价值高的食物做成容易消化的食物食用，尽量避免食用寒性食物和酸味食物。

（2）采用少食多餐的方式，一天分 4～5 次进餐。

（3）饭后要注意休息。

● 过敏体质的女性孕前怎么吃

（1）螃蟹、鲍鱼、田螺等产品都属于高致敏食物，过敏体质者，特别是患荨麻疹、过敏性哮喘和过敏性皮炎的人尽量远离这些食物。

（2）慎重选择蛋白质类食物，肉、肝、蛋类都应熟透再吃。日常多吃糙米、蔬菜，有助于改善过敏症状。

孕前3个月的饮食原则

● 加强营养

孕前3个月，夫妻双方都要加强营养，以保证提供健康、优良的精子和卵子，为胎儿的形成和孕育提供良好的物质基础。

饮食上多吃富含矿物质、维生素和动物性蛋白质的食物。夫妻双方可以根据自己的家庭、季节等情况，有选择地安排好一日三餐，适量多吃蔬果。经过一段时间的调养，双方体内储存了充足的营养，身体健康、精力充沛，也就为优生做足了准备。

● 不偏食、不挑食很重要

不同食物所含的营养成分不同，含量也不等，有的含这几种，有的含那几种，有的这几种含量多些，有的那几种含量多些。因此，最好吃杂一些，不偏食，不忌嘴，什么都吃，养成良好的饮食习惯。

● 避免摄入各种被污染的食物

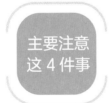

蔬菜应吃新鲜的，并充分清洗，水果最好去皮食用，避免农药污染。

主要注意这4件事

家庭炊具中尽量使用铁锅或不锈钢炊具，避免使用铝制品及彩色搪瓷制品，以防铅等对人体细胞产生伤害。

尽量选择新鲜、天然的食物，少食含食品添加剂的食品。

尽量饮用白开水，少饮各种咖啡、甜饮料等饮品。

孕前 3 个月备足钙、铁、锌、碘

● 备足钙

备孕女性的钙需求量为每天 800 毫克，因此每天喝 250 毫升的牛奶或酸奶，再摄入一些海产品等富含钙的饮食，可以满足孕妈妈每天的钙需求。

食谱举例
鲫鱼豆腐汤
牛奶蒸蛋

● 备足铁

铁能够参与血红蛋白的形成，从而促进造血。备孕女性每天需要摄入铁 20 毫克，以防孕期发生缺铁性贫血。牛肉、动物肝脏、动物血等都富含铁，食用富含铁的食物时搭配富含维生素 C 的食物，如橙子、猕猴桃、樱桃、柠檬、西蓝花、南瓜等，可促进铁吸收。

食谱举例
茶树菇蒸牛肉
猪肝菠菜粥

需要强调的是，食用猪肝应坚持少量多次的原则，每周吃 1 次，每次吃 30～50 克。但是为避免猪肝的安全隐患，应购买来源可靠的猪肝，在烹调时一定要彻底熟透再吃。

● 备足锌

锌能增强子宫有关酶的活性，有助于胎儿稳固。备孕女性每天需要摄入锌 7.5 毫克。海鱼、紫菜、牡蛎、蛤蜊、牛肉、核桃、花生、栗子等都是含锌丰富的食物，特别是牡蛎，可以适当多食。

食谱举例
清蒸牡蛎
蒜蓉开边虾

要少吃反复加工、过于精制的食品。一般来说，锌缺乏的主要原因是食用精制食品过多，有些地区的备孕女性海产品食用量过少。

● 备足碘

碘促进甲状腺激素的生成，足量的碘有助于预防孕期甲状腺疾病。

食谱举例
海带排骨汤
紫菜蛋花汤

孕前 3 个月的食物选择

建议吃的食物	功效
各种水果	水果中含多种维生素，能起到促进细胞不断生长和分裂的作用
绿叶菜	含丰富的叶酸、维生素 C、维生素 K、膳食纤维等，是备孕女性补充叶酸的重要途径之一，还对预防孕期肥胖、高脂血症和糖尿病有一定的作用
海产品	为人体提供易被吸收利用的钙、碘、磷、铁等矿物质
小米、玉米	富含蛋白质、钙、胡萝卜素、维生素 B_1 及维生素 B_2
坚果	含各种维生素、碳水化合物、卵磷脂、人体必需的胆碱等，对人体有益
木耳	富含的胶质能把残留在消化系统中的杂质等吸附在一起排出体外，从而起到清胃涤肠的作用；木耳还具有滋补、益气、养血、健胃、止血、润燥、清肺等作用

不建议吃的食物	危害
奶油制品	奶油属于高热量食物，而且多数奶油制品，尤其是蛋糕中多含有色素，不宜多吃
腌制食品	含盐高，而且含亚硝酸盐，容易导致血压升高，还可能致癌
罐头食品	一般含有添加剂，属于高糖、高盐食品
果脯、蜜饯类	属于高糖、高热量食物，不建议食用，以免损伤牙齿，导致肥胖

素食备孕女性怎么吃

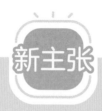

素食女性可参考二二一比例进餐法

　　世界卫生组织和英国、美国卫生部推崇素食者采取"二二一比例进餐法"。所谓"二二一比例进餐法"，即将食物尽量按照两份五谷杂粮、两份蔬菜水果、一份蛋白质（如大豆类等）的比例进行配餐。

　　在这份饮食清单里，两份五谷杂粮是基础，建议素食备孕女性每天摄取300～500克，并以玉米、小米、糙米、燕麦、大麦等全谷类为主。对于素食备孕女性来说，每天两份蔬菜水果是必不可少的，每天的食用量应在500～700克，并且要吃当季的。一份蛋白质是必备的营养补充，素食备孕女性应多以大豆类食品为主导，因为它能为素食者带来紧缺的蛋白质。

　　此外，备孕女性还要每天吃一份坚果，最好是核桃、松子、榛子等搭配一起吃，40克左右就够了，一小把的量。因坚果的热量比较高，所以不可多吃。

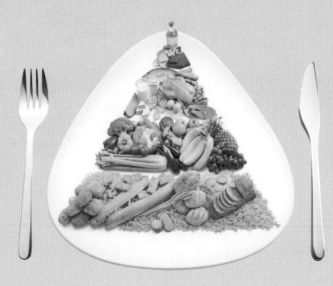

素食者备孕需要额外补充营养素

● 维生素 B_{12}

由于维生素 B_{12} 主要存在于动物性食物中，因此，素食者容易缺乏维生素 B_{12}。紫菜中维生素 B_{12} 的含量可以和鱼类、蛋类相媲美，也可采用蚝油来佐餐，蚝油可提供丰富的维生素 B_{12}。菌类、早餐麦片也富含维生素 B_{12}。纯粹的素食者必须在饮食中添加维生素补充剂。

● 蛋白质

素食者可以把一些食物搭配在一起吃，以满足蛋白质种类均衡的需求，如可以将大豆和大米、通心粉等搭配在一起吃。严格素食者可以适量吃些蛋白粉。

● 锌

饮食中的锌一般是由肉制品提供的，如果希望通过素食方式获得锌，带皮土豆、四季豆、芝麻、苹果、花生和通心粉都是不错的选择。

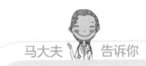

马大夫 告诉你

注意及时服用铁剂

素食者除了从植物性食物中摄取铁之外，应注意体检，如果发现缺铁，应在医生指导下口服铁剂补铁，尤其是平时运动较多的备孕女性。

● 铁

动物性食物的铁更利于吸收，素食者可以从五谷杂粮中摄取铁。另外，有维生素 C 的帮助，有助于铁转化为造血所需的形式，因此，在吃含铁的食物时要同时吃一些猕猴桃、鲜枣、橘子等富含维生素 C 的食物。

● 脂肪

过多摄入脂肪对身体健康没有好处，但如果身体缺乏脂肪也会对健康造成影响。素食并不代表就要远离脂肪，可以用植物性脂肪来代替动物性脂肪，如植物油、坚果这些食物里都富含植物性脂肪，并且不含胆固醇和饱和脂肪酸，含有丰富的不饱和脂肪酸，可以有效预防心血管病、高脂血症、脂肪肝和肿瘤等疾病的发生。

提前 3 个月补充叶酸

扫一扫，听音频

新主张

补充叶酸要适当，过多也不好

备孕女性最好在准备怀孕前 3 个月开始，每天摄取 400 微克叶酸。叶酸的膳食来源主要是绿叶蔬菜，如菠菜等。叶酸制剂也是叶酸的良好来源。我国居民每日平均从膳食中获得 50～200 微克叶酸，这是不能满足备孕女性及孕妇需要的。所以，准备怀孕的女性需要通过叶酸制剂补充叶酸。

需要强调的是，补充叶酸也不能过量。长时间大剂量服用叶酸，不利于健康。

补叶酸可不是女性一个人的事儿

对于想做父母的夫妻来说，不仅女性需要补充叶酸，男性也需要补充。叶酸在人体内能和其他物质结合成叶酸盐，如果男性体内缺乏叶酸盐，容易增加宝宝出现染色体缺陷的概率。此外，一些调查结果显示，男性精子质量低也与体内缺乏叶酸有关。所以，建议男性也要提前 3 个月补充叶酸，每天补充 400 微克。

孕前 3 个月增加补叶酸食谱比例

孕前 3 个月除了服用叶酸增补剂外，增加补充叶酸的食谱比例也是十分必要的。早餐，平时搭配大多是馒头、牛奶、粥、鸡蛋、小菜等食物，其中小菜的选择可能比较随意，但从现在开始，要有意识地选择富含叶酸的蔬菜。

叶酸能有效预防胎儿神经管畸形

叶酸对育龄女性和孕妈妈非常重要。研究发现，孕早期缺乏叶酸是引起胎儿神经管畸形的主要原因。因为神经管闭合发生在胚胎发育的3～4周，缺乏叶酸容易引起神经管不闭合而导致以脊椎裂和无脑畸形为主的神经管畸形。

很多女性在得知自己怀孕后才开始补充叶酸，这时已经是受精后的半个月了，容易使早期胎儿的脑部和脊髓因得不到足够的叶酸而发育不全，从而导致胎儿出现脑部和脊髓缺陷。因此，女性应在准备怀孕前就开始补充叶酸。

哪些人需要重点补叶酸

需要重点补充叶酸的人群	原因分析
年龄超过35岁的备孕女性	受孕后卵细胞的纺锤丝老化，生殖细胞在减数分裂时容易出现异常，从而生出畸形宝宝
曾有一胎患神经管缺陷的备孕女性	再次发病的概率是2%～5%，曾有两胎同样缺陷者，概率更高，而患者的同胞姐妹发病的概率也会比普通人高
吃不到绿叶蔬菜及柑橘类水果的备孕女性、高原地区的备孕女性	容易缺乏叶酸，导致胎儿先天畸形
过于肥胖的备孕女性	肥胖可能引起身体新陈代谢的异常，并由此导致胚胎神经系统发育变异，因此，生出神经管畸形儿的概率大

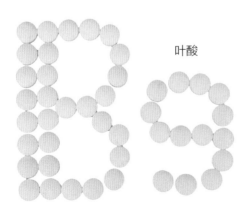

叶酸

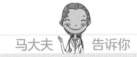

马大夫 告诉你

建议叶酸与维生素C补充剂不要同时服用

实验证明，叶酸在酸性环境中容易被破坏；而维生素C在酸性环境中则比较稳定。二者的稳定环境相抵触，如果在补充叶酸的同时服用维生素C，二者吸收率都会受影响。二者最好间隔30分钟以上服用。

家常食物中的叶酸来源

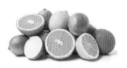

柑橘类水果
橘子、橙子、柠檬、葡萄柚等

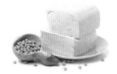

大豆类、坚果类
大豆及大豆制品、花生（花生酱）、葵花子等

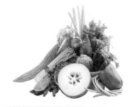

深绿色蔬菜
菠菜、油菜、油麦菜、西蓝花、芦笋、莴笋等

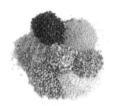

谷类
大麦、米糠、小麦胚芽、糙米等

动物肝脏
猪肝、鸡肝、鸭肝、羊肝等

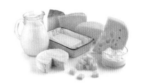

牛奶及乳制品
牛奶、酸奶、奶酪等

食物中叶酸易流失，注意保留

叶酸具有不稳定性，遇光、遇热容易损失，蔬菜储存2~3天后叶酸会损失一半。在烹调过程中叶酸也会有所损失，也就是说，除去烹调加工的损失，叶酸的实际吸收利用率大概只有50%。

因此，在通过食物摄入叶酸的时候，可以积极尝试最大限度地保留叶酸的方法：新鲜蔬菜要注意避光保存，并且不宜久放；做菜时宜先洗后切；炒菜时应急火快炒。此外，柑橘类水果在食用过程中叶酸损失少，是食补叶酸的首选。

选对叶酸补充剂

备孕女性服用的叶酸补充剂，每片含叶酸400微克。市面上有一种专门用于治疗贫血用的叶酸片，每片叶酸含量为5毫克，这种叶酸片不适合备孕女性服用。因此，购买的时候一定要注意查看所购产品的叶酸含量，切忌服用这种大剂量的叶酸片。

专题 热点问题大汇集

备孕妈妈问 对于素食者来说，生吃蔬菜能获取更多营养吗？

蔬菜烹调过程中难免会丧失部分营养。有些素食者喜欢用凉拌或沙拉的形式生吃蔬菜，认为生吃可以充分发挥蔬菜的营养价值。但事实上，蔬菜中的不少营养成分还是需要添加油脂才能更好地被吸收，例如维生素 K、胡萝卜素、番茄红素等，烹调后这些营养会更容易被吸收。另外还有一点需要注意，沙拉酱的脂肪含量高达 60% 以上，用它凉拌蔬菜，热量不低。 **马大夫答**

备孕妈妈问 突然有一天忘记服用叶酸片了，怎么办？

虽然建议备孕女性应该坚持每天补充叶酸，但是偶尔一天忘记吃也没有太大关系，只要前后都连续摄入，且多吃绿叶蔬菜就不会缺乏叶酸。 **马大夫答**

备孕妈妈问 多吃水果，是不是生出来的宝宝就皮肤白？

多吃水果能够补充维生素，让肌肤变得白嫩，因此认为备孕及怀孕女性多吃些水果，以后宝宝的皮肤也会白白嫩嫩的。其实，这是没有科学道理的。

有些水果含糖量较高，过量摄入不仅会增肥，而且会增加肾脏负担。但水果可以为人体补充丰富的营养，备孕女性根据自己的情况，每天吃 200 ~ 350 克水果，肯定是利大于弊的。

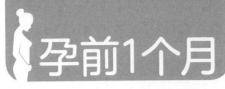

孕前1个月
在温馨的环境下受孕

问卷调查：你的生活方式是否健康

下面的问题，回答"是"的记1分。

1. 如果你是女性，是否每天饮白酒（38°及38°以上）50毫升以上?

   如果你是男性，是否每天饮白酒（38°及38°以上）70毫升以上?

   □是　□否

2. 你是否经常突然暴饮? □是　□否

3. 你或你的爱人吸烟吗? □是　□否

4. 你每周在家吃饭的次数少于3次吗? □是　□否

5. 你每天都想吃甜食吗? □是　□否

6. 你晚上入睡是否困难，一旦醒来，再次入睡很困难吗? □是　□否

7. 你的手机是否时刻开机，你是否很难与周围人短时间内

   脱离关系? □是　□否

8. 你每周运动少于3次吗? □是　□否

9. 你每周都工作超过50小时吗? □是　□否

10. 你经常夜晚，甚至周末都在工作吗? □是　□否

11. 你对你的经济状况担忧吗? □是　□否

12. 你在一周刚开始的时候会感到恐惧吗? □是　□否

13. 你很少有时间去见你的朋友和家人吗? □是　□否

14. 你是否很难在目前的日程中给自己放几天假? □是　□否

15. 你每天晚上睡眠时间少于7小时吗? □是　□否

你的分数所对应生活方式的健康情况

0~4分	你的生活方式是非常健康的，虽然也可能存在或多或少需要改变的地方，但基本不影响你的健康和生育状况
5~8分	你的生活方式可能正在影响你的健康和生育状况，虽然不是很明显。建议做出一些改变，以提高受孕概率
9~12分	你的生活习惯中只有很少一部分是健康的，你应该好好反省一下了，哪些生活习惯严重影响了你的健康。你越早做出改变，提高受孕率效果就会越早显现出来
13~15分	你的健康和生育状况已经受到生活方式的影响了，需要彻底做出改变。如果你已经有了改变的决心和计划，还为时不晚

把握细节，排除有害因素

平淡的日常生活其实需要多加注意，把握细节，避免不必要的危险因素。

● 高压锅

要经常检查高压锅排气阀是否通畅，每隔 3 个月换一次易熔片；锅中食物不能太满，最好在出气之后再盖上压力帽。

● 不锈钢制品

不锈钢制品中含有微量的有害金属，最好不要用碱性溶液进行清洗。

● 卫生间的固定摆放物品

平时洗澡、洗漱致使卫生间长期处于潮湿的环境中，即使开窗通风也很难保证干燥程度。有些长期固定摆放的物品，尤其是放在地面上的，如洗衣机，下面可能因长期积水而滋生细菌，甚至蛆虫。因此，需要经常挪动这些物品，勤擦拭与其接触的地面，避免处于长期潮湿环境之中。

● 多功能清洁剂

有些多功能清洁剂可能因为产品质量不合格，具有毒性的化学产品，直接接触可能造成皮肤红肿、疼痛，长期使用还有可能伤及肝和免疫系统。

● 地毯

地毯是最容易藏污纳垢的地方，它"储存"了大量的灰尘，而灰尘被吸入人体后会引发不适、咳嗽等症状。

地毯有可能吸附人们从外面带回来的铅元素，而铅对人的伤害很大。

地毯还是螨虫的最佳栖息地，螨虫是最常见的过敏原，会引发哮喘、鼻炎、皮炎等过敏症状。

● 空调

换季重新启用空调前要清洁。空调散热片是个灰尘"栖息地"，病毒、细菌、螨虫等微生物容易在上面大量聚集。若不清洁就直接使用，居室内的空气就会被吹出来的灰尘、螨虫、细菌等"污染"。这对备孕中的男女来说非常不利。

打造温馨卧室

受孕期间的状态及情绪，与卧室的环境也是息息相关的，因此，营造一个温馨的卧室环境也是十分必要的。

1 浅色调

卧室环境会对备孕夫妻产生较大的影响，尤其是卧室内的色彩对情绪起着调节的作用。用浅色的窗帘或者壁纸、带绿色调的壁画来装饰卧室，可以增加室内安静祥和的气氛，使得夫妻心情平静，可减少生活中带来的烦恼。

2 童趣挂画

很多备孕女性都喜欢在家里挂上一两幅可爱的婴幼儿的画，几件有趣的工艺品等，营造家庭温馨和谐的气氛。

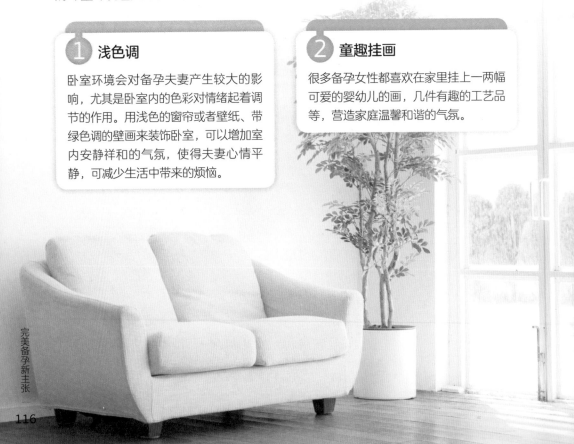

孕前 1 个月饮食方案

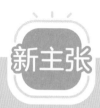

新主张

多吃富含维生素 B_6 的食物，缓解压力

维生素 B_6 是脂肪和糖代谢必须的物质，女性的雌激素代谢也需要维生素 B_6 的参与。它对防治妇科病、缓解精神压力有重要作用。

备孕越是到最后阶段，有些女性容易出现脾气急躁、情绪低落、自感乏力、精神紧张等情况，宜多吃富含维生素 B_6 的食物，如金枪鱼、瘦牛肉、鸡肉、香蕉、花生等。

助孕食物看过来

据报道，有些食物能够减少与生育有关的疾病。计划怀孕的夫妻可以有意识地补充下面这几种食物。

● 增强体质的食物

含有维生素和矿物质的食物能够增强体质，对生育是有好处的。日常可适当多吃新鲜蔬菜和水果，如石榴、香蕉、大蒜、菠菜、番茄等，此外杏仁、牡蛎等也可常吃。

● 促进雌激素分泌的食物

色氨酸及酪氨酸可提高脑内血管紧张素及多巴胺的水平，这些化学物质可以促进女性激素的分泌，使得受精卵更容易着床于子宫内膜。

富含色氨酸的食物：木瓜、红枣、芹菜、香蕉、杏干、胡萝卜、红薯、葵花子及杏仁等。

富含酪氨酸的食物：瘦肉、火鸡肉、鱼类（如鳕鱼、沙丁鱼等）、螃蟹、大豆类及燕麦等。

● 提高精子、卵子质量的食物

精子及卵子容易受自由基的损伤，富含黄酮的食品可以对其起到保护作用。黄酮是一种植物色素，它的存在使得水果呈现出了不同的颜色，而且，它本身有潜在的抗氧化能力，可以减轻自由基造成的损伤。富含黄酮类物质的食物有蓝莓、浆果、葡萄、橙子、桃子、李子及番茄等。

● 有利于精子生成及运输的食物

对于男性来说，有些营养素，如锌和维生素 C，对提高精子数量以及精子质量具有重要的作用。锌主要来源于坚果、蛋类、鱼、瘦肉等；维生素 C 主要来源于新鲜蔬菜和水果，如猕猴桃、鲜枣等。

冲刺阶段执行强化营养食谱举例

	早餐	午餐	晚餐
周一	黄鱼馅饼，红薯粥，鸡蛋，桃仁菠菜	米饭，银耳木瓜排骨汤，清炒油麦菜	香菇胡萝卜面，鸡肉丸子汤，韭菜炒鸡蛋
周二	花卷，牛奶，鹌鹑蛋，胡萝卜炒肉丝	麻酱烧饼，清蒸三文鱼，木耳腰片汤	花卷，小米红豆粥，白菜烧平菇
周三	馒头，虾仁西芹粥，榨菜肉末蒸豆腐	米饭，香菜炒猪血，清蒸冬瓜排骨，西芹猕猴桃汁	番茄鸡蛋面，松仁玉米，罗勒蛤蜊汤
周四	小窝头，鸡肉虾仁馄饨，香菇炒肉片	二米饭，清蒸鲈鱼，西蓝花炒木耳，鸡蓉冬瓜羹	韭菜馅饼，三丁豆腐羹，麻油鸡
周五	海米豆皮黄瓜水饺，红薯粥，蒜蓉空心菜	扬州炒饭，葱烧鲤鱼，草菇炒番茄，莲藕黑豆汤	疙瘩汤，葱烧羊肉，蜜汁炒红薯
周六	全麦面包，鸡蛋，蜂蜜土豆粥，香椿拌豆腐	米饭，茶树菇蒸牛肉，素炒平菇，油菜香菇魔芋汤	绿豆芽海米馄饨，香煎鳕鱼，三彩菠菜
周日	香菇素菜包，玉米粥，鸡蛋，腰果西芹	米饭，熘腰花，黄花木耳炒鸡蛋，蜜枣白菜汤	白萝卜羊肉蒸饺，干贝蒸蛋，胡萝卜菠菜豆腐汤

助孕食谱推荐

莲藕黑豆汤

材料 莲藕 200 克，黑豆 40 克，红枣 4 枚。

调料 陈皮少许，姜丝、盐各适量。

做法

1. 黑豆干炒至豆壳裂开，洗去浮皮；莲藕去皮，洗净，切片；红枣洗净；陈皮浸软。

2. 锅中倒水后烧开，放入莲藕片、陈皮、姜丝、黑豆和红枣大火煮开，然后转小火继续煮 1 小时，加盐调味即可。

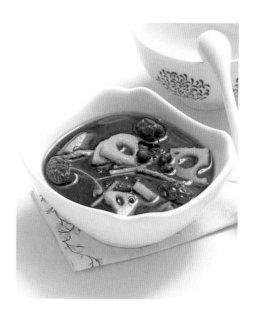

茶树菇蒸牛肉

材料 牛肉 350 克，干茶树菇 80 克。

调料 盐、料酒、蚝油、姜末、蒜蓉、水淀粉各适量。

做法

1. 牛肉洗净，切薄片，加料酒、蚝油、姜末、水淀粉腌渍 10 分钟。

2. 干茶树菇泡发，洗净，放盘中，撒盐拌匀。

3. 将牛肉放在茶树菇上，再铺一层蒜蓉，入沸水蒸锅中，大火蒸 25 分钟即可。

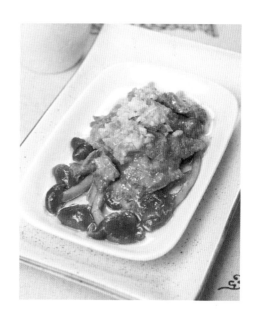

西蓝花炒木耳

材料 西蓝花250克，泡发木耳100克，胡萝卜20克。

调料 蒜蓉4克，醋、糖、盐各适量。

做法

1. 木耳洗净，撕小朵；西蓝花洗净，掰成小朵，入沸水中焯烫至软；胡萝卜洗净，切片；将蒜蓉、醋、糖、盐放入碗中，调成酱汁。

2. 锅置火上，烧至七成热时，倒入植物油，放入西蓝花、胡萝卜片和木耳翻炒至熟，倒入调好的酱汁炒匀即可。

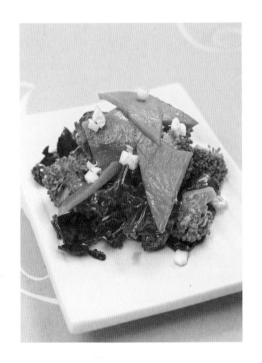

熘腰花

材料 猪腰300克。

调料 葱花、姜末、蒜末、酱油、料酒、水淀粉各5克，盐3克。

做法

1. 猪腰洗净，除净腰臊，划出深而不透的交叉刀，再切长条；取一个小碗，放入酱油、盐、水淀粉和适量清水，制成味汁；锅中加水烧沸，放入切好的猪腰，待腰子打卷成花状，迅速捞出沥干。

2. 锅置火上，放油烧热，放入葱花、姜末、蒜末爆香；再放入腰花，加入适量料酒翻炒，倒入味汁翻炒均匀即可。

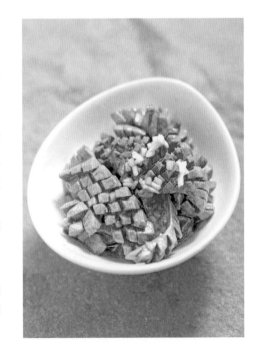

提前预测排卵日，受孕更容易

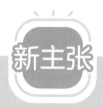

新主张

不看天意，自己找准排卵日

一次完美的孕育，最关键的是保证精卵结合，因为最佳受孕时间很短，所以，完美怀孕最重要的是把握住排卵时间。卵子在排出 6 小时内质量不易受损，6 小时后质量就不断下降，到了排卵 18 小时，卵子就完全失去受精能力了。

那么，卵子如何才能"在对的时间遇到对的精子"？很多备孕女性认为这很难把握，要看天意。其实不然，只要学会测算排卵日的方法，如基础体温测量法找排卵日、日程表法找排卵日、宫颈黏液法找排卵日等，自己完全可以找准排卵日，让卵子和精子在最佳时间相遇。

禁欲 3~5 天可使精子质量达到最佳

备孕夫妻既要考虑女性的易孕期，也应考虑男性的精子质量最佳期。从精卵结合质量来看，长期没有性生活，待到排卵日进行性生活，即便精卵顺利结合，很可能受精卵质量也不高。因为精子在体内会失去活力、渐渐衰老，最后在输精管内解体，结果是精液质量下降，也就是说衰老精子的比例会不断扩大。频繁的性生活又使精子很难达到成熟、饱满的程度。

研究发现，备孕男性应在计划受孕日前禁欲 3~5 天，以使精子质量达到最佳。

找准排卵日，让好孕如期而来

● 基础体温测量法找排卵日

孕激素对女性的体温具有调控作用，孕激素，总是在不断变化着，所以基础体温会出现波动。正常女性的基础体温以排卵日为分界点，呈现前低后高的状态，即双相体温。

基础体温测量法就是根据女性在月经周期中呈现的双相体温来推测排卵期的方法，从月经第一天开始，坚持每天按时测量体温。一般情况下，排卵前基础体温在36.6℃以下，排卵后基础体温上升0.3~0.5℃，持续14天。从排卵前3天到排卵后3天这段时间是容易受孕期，可作为受孕计划的参考。

● 测量体温的注意事项

1 用来测量基础体温的体温计，刻度最好能精确到0.01~0.1℃。

2 晚上睡觉前把体温计的标示甩到35℃以下，放置在床边容易拿取、夜里翻身也不会碰到的地方，且体温计不要放在有热源的地方。

3 第二天早上醒来时先不要翻身、伸懒腰、起身、上厕所等，而要把体温计放入口中，静卧5分钟后取出来记录温度。

4 经常倒班、上夜班、不能睡整夜觉的女性，可以将一次睡眠满6小时后醒来时测量的体温数值作为基础体温。

● 记录基础体温的注意事项

1 用体温计测量体温后，在图表内的相应位置处画上圆点"●"标记，一个月经周期结束后，把小圆点用线段连接起来，即成为基础体温曲线。记录时间为从月经第一天起到下次月经开始的前一天。

2 月经期间要注意观察并记录月经量。经量适中或正常时，用1个"×"标记；经量较多时，记"××"；经量特别少时，用"、"标记。

3 同房时，在体温圆点外加一圆圈，标记为"⊙"。另外，如果能达到性高潮，在⊙上方加"↑"标记；有性兴奋但达不到高潮时，在⊙上加"—"标记；如果性感觉冷淡，则在⊙下方加"↓"标记。

4 在接近排卵期时，要特别留意阴道分泌物的情况，量多，且如流清涕、透明、拉丝长大于5厘米时，用"＋＋＋"在"备注"栏内相应位置做标记；拉丝长3~5厘米时，标记"＋＋"；量不多且浑浊、拉丝小于3厘米时，用"＋"标记。

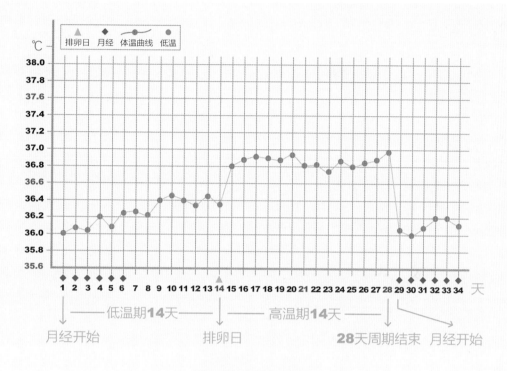

排卵的基础体温曲线图

注：根据基础体温曲线图可以对排卵日做出比较正确的判断，在体温从低温向高温过渡的时候，会出现一个低温。一般情况下，这个低温的出现往往就是排卵当天。

5 有失眠、感冒、腹痛、阴道出血等特殊情况时，在"备注"栏内加以说明。

6 接受检查、治疗或服药时，宜在"备注"栏内相应位置处做记录，在小方格中加"↑"表示开始，加"↓"表示结束。

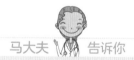

马大夫 告诉你

体温曲线的走向可以反映孕激素的波动

对温度中枢起作用的激素主要是孕激素，体温曲线的走向大致可以反映孕激素的水平。排卵前，孕激素主要由肾上腺分泌，量很小，所以体温曲线呈低温状态；排卵后，卵子排出的地方变成黄体，黄体分泌大量的孕激素和雌激素，为受精卵着床做准备，于是体温骤然上升，呈高温状态。

● 基础体温曲线呈双相也可能是假象

基础体温曲线呈双相，并不能说明一定发生了排卵。在以下两种情况下，即使没有排卵也会有孕激素产生，从而造成基础体温曲线呈双相的假象：①直径小于15毫米的小卵泡黄素化。②直径大于20毫米的大卵泡不破，未破卵泡黄素化。

前一种情况是卵泡到了直径15毫米左右不长了，后一种情况是卵泡继续长下去，到了直径20毫米以上都不排卵。这两种情况都能使孕激素升高，使基础体温曲线表现为双相性。

在基础体温曲线呈双相的女性中，出现上述假象的比例为13%～44%，因此基础体温曲线呈双相不能作为判断排卵与否的唯一标准。

● 基础体温曲线呈单相者也排卵

基础体温曲线呈双相性不能作为排卵的唯一证据，单相性体温也不能作为没有排卵的证据。

在大多数情况下，单相性体温的确表示没有排卵。但临床发现，这并不是绝对的。体温的变化是由于孕激素水平的波动刺激了体温调节中枢，使基础体温升高或降低。但是有些女性的体温调节中枢对孕激素的反应并不敏感，虽然孕激素发生波动，但体温没有明显的升降。

因此，单凭基础体温曲线来判断是否排卵并不一定准确。要确切知道是否排卵，还要同时使用其他方法。

编辑手机

"备孕神器"来帮忙

在手机上安装了备孕软件，可以全面管理"大姨妈"，非常贴心。只要记录下月经周期、基础体温，就可以轻松找准排卵期（排卵日），安排最佳同房时机。

很多备孕软件还有老公版，它会把妻子备孕的状况反馈给丈夫，让他在妻子来"大姨妈"时对妻子百般呵护，更能在排卵期与妻子共谋"造人大计"。

日程表法找排卵日

大部分生育期女性的排卵时间是在下次月经前12～16天（平均14天）。因此，可以从下次月经的大概开始日期向前推14天来预测排卵日。这种方法比较简便，但误差较大，因此我们推荐使用它的改良方法。

计算公式

> 易孕期第 1 天 = 最短一次月经周期天数 – 18 天
> 易孕期最后 1 天 = 最长一次月经周期天数 – 11 天

在用这个公式计算之前，需要连续观察 8 次，记录自己的月经周期，掌握自己月经周期的最长天数和最短天数，代入以上公式得出的数字分别表示"易孕期"的开始和结束时间。

月经周期的天数是指此次月经的第 1 天到下次月经的前 1 天所历经的天数。

例如，某女性前 8 个月的月经周期最长为 30 天，最短为 28 天，代入公式为：

> 易孕期第 1 天：28 天 – 18 天 = 10 天
> 易孕期最后 1 天：30 天 – 11 天 = 19 天

说明这位女性的"易孕期"开始于本次月经来潮的第 10 天，结束于本次月经来潮的第 19 天。如果通过观察发现月经很规律，如均为 28 天一次，就可将月经周期的最长天数和最短天数都定为 28 天，代入公式，可计算出你的"易孕期"为本次月经来潮的第 10~17 天。找出"易孕期"后，可以在"易孕期"注意把握同房频率，会大大提高"命中率"。

宫颈黏液法找排卵日

宫颈黏液法是根据宫颈黏液分泌的理化性质改变来观察排卵发生时间的一种方法。

宫颈黏液的周期性变化

宫颈黏液由子宫颈管里的特殊细胞产生，随着排卵情况和月经周期的变化，其分泌量和性状也有所变化。

平日，白带呈混浊黏稠状，量也不多。但是在月经中期接近排卵日时，宫颈内膜腺体细胞分泌功能趋于旺盛，白带明显增多，呈蛋清状，稀薄透明。这是女性为迎接精子进入子宫而铺设的"红地毯"。精子没有双脚，只有一条"尾巴"，只能靠摆动"尾巴"游泳前进，于是女性就在主要的通道上布满了液体，帮助精子顺利通过。所以，当觉得分泌物明显增多，并且可以拉成长丝时，意味着排卵日要到了。

● 宫颈黏液的 3 种类型

在一个月经周期中，宫颈黏液先后出现不易受孕型、易受孕型和极易受孕型 3 种。

 不易受孕型宫颈黏液

这种黏液出现在月经干净后，持续 3 天左右。这时的宫颈黏液少而黏稠，外阴部干燥而无湿润感，内裤上不会沾到黏液，不容易受孕。

 易受孕型宫颈黏液

这种黏液出现在月经周期中的第 9 天以后。随着卵巢中卵泡的发育，雌激素水平升高，宫颈黏液逐渐增多、稀薄，颜色呈乳白色。这时外阴部有湿润感。

 极易受孕型宫颈黏液

接近排卵期，雌激素进一步增加，分泌的宫颈黏液含水量多，清亮如蛋清状，黏稠度最小，滑润而富有弹性，用拇指和食指可拉成很长的丝状，这时外阴部有明显的湿润感。出现这种黏液，在前后 24 小时之内会发生排卵。

卵巢排卵后，黄体形成并产生孕激素，从而抑制子宫颈细胞分泌黏液，所以宫颈黏液又变得少而黏稠，成为不易受孕型宫颈黏液，直到下次月经来潮。下一个月经周期中，宫颈黏液又再次重复上述变化。

● 观察方法

1 观察宫颈黏液，需要每天数次，一般可利用起床后、洗澡前或小便前的机会，从阴道口取黏液，观察手指上黏液的外观、黏稠度并用手指做拉丝测试。

2 重点观察黏液从黏稠变稀薄的趋势，一旦黏液能拉丝达数厘米时，就可确定为处于排卵期了。

马大夫　告诉你

排卵前子宫颈会分泌出黏液

女性的排卵是一项重大的生理活动。在排卵前性腺就开始活跃起来。排卵发生前雌激素会达到一个高峰，这时子宫颈在雌激素的作用下，会分泌出大量蛋清状含水量十分丰富的黏液，可以拉成长丝。

1. 观察宫颈黏液的前一天晚上最好不要同房,这样观察的结果会更加准确。
2. 观察宫颈黏液前,一定要将手洗干净。
3. 对宫颈黏液的观察需要2~3个月的练习,才能判断准确。
4. 阴道内宫颈黏液的变化受多种因素影响,如阴道内严重感染、冲洗阴道、性兴奋时的阴道分泌物、使用阴道内杀精子药物等。因此,观察宫颈黏液前要先排除这些因素。
5. 判定白带性状时要与各种阴道炎引起的病理性白带增多相区别,后者可呈黄脓性、块状、黄色肥皂水样,常有臭味,还可伴有外阴奇痒等症状,需要就医治疗。
6. 宫颈黏液法找排卵日也适用于月经不规律的女性。

● 白带出现拉丝后会在第几天排卵

排卵时间不是固定值

白带出现很长的拉丝,有的人雌激素高峰出现在排卵的前1天,有的人出现在排卵的前3天。如果润湿期较长,要在润湿期的最后一两天同房。在润湿期还要用排卵试纸来确定是否排卵,因为雌激素的高峰会诱导黄体生成素峰值的出现。只有出现了黄体生成素的脉冲,才会真正触发排卵。

特殊情况的发生

润湿期已经过了,而强阳性仍然没有出现。这表明雌激素正反馈诱导黄体生成素高峰失败,女性的性腺轴出现了障碍,导致排卵没有发生。

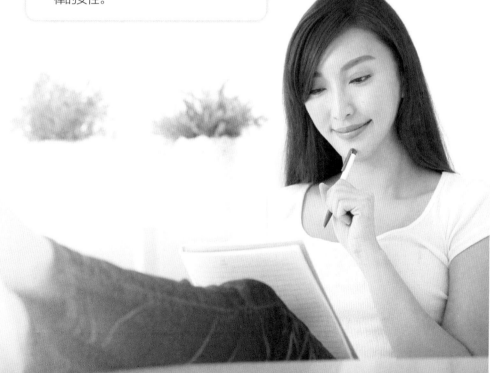

通过 B 超监测找排卵日

B 超监测排卵最为直观，可以看到卵巢内有几个卵泡在发育，大小如何，是不是已经接近排卵的时间等，但不能确定卵子是否一定排出。

● 如何选择 B 超监测的时间

在几种 B 超监测方式中，以阴道 B 超最为准确。通常第一次去做 B 超监测的时间可选择在月经周期的第 10 天，也就是说来月经的第 10 天到医院去监测。

● 如何通过 B 超推算出排卵日

卵泡的发育是有规律可循的。经过大量统计得出，排卵前 3 天卵泡的直径一般为 15 毫米左右，排卵前 2 天为 18 毫米左右，排卵前 1 天达到 20.5 毫米左右。这便是通过 B 超监测卵泡的大小来推算排卵日的原理。

● 特殊情况的发生

有的人卵泡发育到一定程度后，不但不排卵，反而萎缩，有的人卵泡长到直径20 毫米以上仍不排卵，继续长大，最后黄素化了。出现这些情况都是不正常的情况，需要治疗。

通过排卵试纸找排卵日

先通过日程表法（见第 124 页）推算出易孕期，然后在此期间使用排卵试纸进行测试即可。

● 使用方法

用洁净、干燥的容器收集尿液。持排卵试纸将有箭头标志线的一端浸入尿液中，液面不可超过试纸的最高线（MAX 线），约 3 秒钟后取出平放，10~20 分钟后观察结果，以 30分钟内测量的为准。

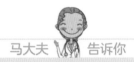

马大夫 告诉你

排卵试纸用来检测黄体生成素高峰

卵泡是在促卵泡激素（FSH）和黄体生成素（LH）的共同作用下发育成熟的。在排卵前的 24 小时内，黄体生成素会出现一个高峰，排卵试纸就是用来检测这个高峰的。

● 结果判定

类型	表现
阳性	在检测区（T）及控制区（C）各出现一条色带。T 线与 C 线同样深，预测 48 小时内排卵；T 线深于 C 线，预测 14~28 小时内排卵
阴性	仅在控制区（C）出现一条色带，表明未出现过黄体生成素高峰或峰值已过
无效	在控制区（C）未出现色带，表明检测失败或检测条无效

编辑手札

验尿经验分享

有人将自己多次验尿失败的经历都记录下来，读了之后很受启发，于是又查了相关资料，进行了总结，希望能对大家有所帮助。

1. 收集尿液的最佳时间为上午 10~18 点，一定要避开晨尿。尽量采用每天同一时刻的尿样。

2. 每天测一次，如果发现阳性逐渐转强，就要增加检测频率，最好每隔 4 小时测一次，尽量测到强阳性，排卵就发生在强阳转弱的时候，如果发现快速转弱，说明卵子要破壳而出了，要迅速识别强阳转弱的瞬间。

3. 收集尿液前 2 小时应减少水分摄入，因为尿样稀释后会妨碍黄体生成素高峰值的检测。

通过排卵期出血和排卵痛找排卵日

在女性生殖期，由于受激素的影响，卵泡逐渐发育成熟，卵泡中充满液体，随着压力的增加向卵巢表面膨出。当压力大到一定值时，卵泡破裂，卵子排出，此时常伴有极轻微的出血。当出血刚好正对着腹膜（一层环绕腹腔的坚韧薄膜），就可刺激腹膜，产生隐隐约约的轻痛，称之为"排卵痛"。这种疼痛的感觉提示排卵正在发生，是同房的最佳时机。

当然，不能完全依靠这种疼痛的感觉来确定排卵日，因为女性的腹腔内集中了很多器官，不能确定轻微疼痛一定是排卵痛。不是每个人都会有排卵痛，也不是每次排卵都会有排卵痛。因此，通过排卵期出血和排卵痛来找排卵日，只能作为一种辅助方法。

备孕妈妈问 为了强化营养，多吃山珍海味是不是更好？

马大夫答

许多人在备孕过程中为了强化营养，可能会选择一些平时不经常吃的山珍海味，认为这些东西营养价值高。其实，所谓的山珍海味无论是蛋白质质量，还是维生素、矿物质含量，都没有特别突出的地方，而且大多在加工过程中经多重工序，营养成分不断遭到破坏。

以燕窝举例来讲，燕窝的营养价值比不上猪肉、牛肉，因为燕窝所含的胶原蛋白缺少一种氨基酸（色氨酸），属于不完全蛋白质。而人体对这种不完全蛋白质的吸收率很低，且难以消化。所以，普通食材完全可以满足备孕和孕期的营养需求，没必要刻意追求山珍海味。

备孕妈妈问 几种测排卵方法并用时，结果出现不一致，应以哪个为准？

马大夫答

确定排卵日有多种方法，通常都是几种方法配合使用。当依据不同的方法同时察知明显的排卵征兆时，说明排卵基本是肯定的，而且时间也很容易确定，这种情况当然最为理想。但不是每次都会遇到这样一致的结果。往往依据一种方法测出排卵征兆时，另一种方法却迟迟表现不出任何征兆，尤其是在将基础体温与排卵试纸结合使用的情况下，合拍的情况很少。基础体温和排卵试纸检测排卵日，由于体温测定的时间范围太宽，在排卵前后3天都有可能出现低点，因此很难说低温日就是排卵日。而排卵试纸指示的高峰，有90.9%的人集中在排卵前一天出现，4.5%的人在排卵当天出现，显然它的精确度要高得多。所以当几种方法出现不一致时，应以精度高的方法为准。

科学受孕，
提高成功率

轻松心态，快乐孕事

别总疑心自己不孕

有些女性备孕了好几个月，却总怀不上，就开始担心自己是不是身体有问题，会不会得了传说中的不孕症。其实就正常备孕的夫妇来讲，如果不采用避孕节育措施，约有60%的育龄夫妇在结婚后的6个月内怀孕，80%在9个月内怀孕，85%~90%在1年内怀孕，约有4%在结婚后第二年怀孕。而不孕不育症是指有正常性生活，且未采取避孕措施，1年后女方未怀孕。所以在备孕不足一年内没有怀孕，并不能说备孕夫妇患不孕不育症。

想怀孕又怕怀孕，怎么办

很多女性一方面想怀孕，一方面又对怀孕非常担忧：一是怕影响自己的体形，二是怕分娩时难以忍受疼痛，三是怕自己没有经验，带不好孩子。

其实，这些担心是没有必要的。虽然怀孕后由于生理上的变化，体形也会发生改变，但是只要采用科学的方法进行锻炼，产后体形可以恢复。分娩更不用担心，因为这是一个很自然的过程，只要配合医生，孕妈妈会平安诞下宝宝。而且现在我国也在推广"无痛分娩"，会减免女性在分娩过程中承受的痛苦。孩子出生以后，看到他可爱的样子，每一对夫妻都会产生强烈的责任感，眼前的苦难也会迎刃而解。有了宝宝以后，许多夫妻都会发现自己比原来更能干了，这是因为孩子的出生让新手爸妈成长了，也成熟了许多。

在迎接宝宝的这段时间里，备孕女性可以学习和掌握一些孕产方面的知识，了解怀孕过程中可能出现的变化或者不适。这样一旦有这些生理现象，就能够正确对待，泰然处之，避免不必要的恐慌。

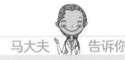

马大夫 告诉你

别怕，怀孕好处多

1. 增强女性对子宫和卵巢疾病的免疫力。减少子宫肌瘤、子宫内膜癌、卵巢癌发生率。
2. 减少乳腺问题。临床资料表明，哺乳可降低患乳腺癌的风险。
3. 生产后女性痛经症状会减缓或完全消失。

备孕夫妻短时间放松心情的妙招

临近"考试"，心情难以平静，可以尝试下面的小妙招，帮助备孕夫妻的心情在最短的时间内调整到最佳状态。

 暗示

对健康、怀孕充满积极的联想，这会给备孕夫妇带来力量。将不好的情绪赶走，时刻鼓励自己，可以完成这件事。

 深呼吸

平缓、深度呼吸，让肺部充满空气，让身体得到更多的氧气，让生命能量自由循环，就会慢慢平静，情绪得以平复。长期坚持深呼吸还有利于健康。

 按摩

深层按摩能释放长期积累的压力，让人放松并产生满足感。按摩过程中加入玫瑰、薰衣草、柑橘等精油，能让按摩效果加倍。十指微弯，放在自己的头皮处，向外扩散状抓自己的头皮，再自然合起来，继续这样的重复的动作。

 冥想

每天用 10 分钟的时间使自己彻底安静下来，清空大脑，尽量做到不受外界环境干扰。冥想的要诀就是放空，让人在内心明晰的状态中放松自己，同时保持意识清醒。

 写日记

写下自己担心的事情，再写出最佳的解决方案和最差的后果，就会发现很多事情没有想的那么严重。其实有许多备孕女性会通过写日记来舒缓心情。

 倾诉

倾诉是一种很好放松方法，夫妻之间可以进行倾诉沟通，也可以向自己的好朋友倾诉，即便对方提不出解决方法，也有利于舒缓压力。

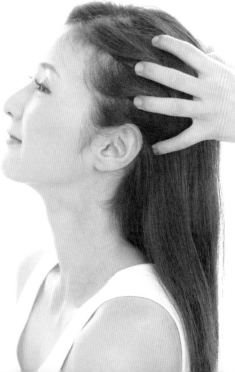

让好孕事半功倍的助孕法

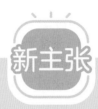

新主张

营造愉悦氛围提高受孕率

愉悦的氛围可以让夫妻双方更容易进入高潮，刺激女性阴道分泌黏液，使得精子更容易进入女性体内，并提高精子存活率。另外，精力旺盛也能保持同房过程的愉悦感，对优生有利。

同房时，选择气候宜人、空气清新的时候，把房间收拾得整洁、清爽，营造温馨、浪漫的气氛，加强感情交流，提高夫妻性爱的质量。

避开黑色受孕时间

1. 蜜月期。新婚前后，男女双方都为操办婚事、应酬礼节而奔波劳累，体力消耗很大，可能会降低精子和卵子的质量。此外，新婚蜜月期性生活频繁，也会影响精子和卵子的着床环境，不利于优生。

2. "阴性"忙碌期。虽然备育男性保证了不出差、不喝酒、减少应酬、正常上下班等，但可能在计划受孕这几天突然特别忙碌，白天工作量有些过剩，晚上回来还要同房。这种情况也属于黑色受孕时间，不适合同房。因此，受孕宜选择白天比较清闲的时期。

尽量安排在家中受孕

受孕最好在家中进行，因为家里比较安静、卫生，夫妻对家庭环境又比较熟悉，能够更加放松，有利于优生。

选择好体位更易受孕

● 子宫前位的同房方式

对于子宫前位的女性来说，合适的同房方式是男方俯卧在女方身体上，面对面进行。为了增加受孕机会，同房后女方可在臀下垫个枕头，使骨盆向上方倾斜，这样子宫颈就正好浸在精液池中，保持该姿势1小时即可。

● 子宫后位的同房方式

对子宫后位的女性来讲，同房方式可采用后入式，即男方从女方的后方进入。同房后女方可采用俯卧式，在腹部下垫个枕头，这样子宫颈正好浸在精液池中，保持该姿势1小时即可。

但无论是子宫前位还是子宫后位，同房姿势都不建议采用骑乘式和坐姿，否则，容易造成射精后精液外流，怀孕的概率相对减少。

一次完美的性爱能提高命中率

同房时，如果夫妻双方均处于最佳状态，即男女双方的体力和性欲都处在最高潮时，是最佳的受孕时机，有利于优生。

在性和谐中射精，精子的活力旺盛，精液中的营养物质和能量充足，能促使精子及早与卵子结合。女性在达到性兴奋时，分泌的"爱液"增多，有利于大量精子向女性子宫内游动。由于上亿个精子中只有一个最强壮且带有优秀遗传基因的精子才能够成功与卵子结合。因此参与竞争的精子越多，孕育出高智商下一代的可能性越大。所以，夫妻双方应注意性生活的质量，争取在同时进入性高潮时受孕。

哪些情况说明怀上了

困乏劳累

如果已经怀孕了，就容易感到劳累，睡眠有所增加，这是激素变化造成的。

白带增多

怀孕时白带开始增多。如果白带太多，可能伴有阴道炎症。如果白带中带有血丝或点状出血，一定要向医生咨询。

呕吐

怀孕之后最明显的反应之一就是呕吐。可能会对某些气味特别敏感，或者特别讨厌一种或几种食物。

基础体温上升

一般来说，排卵前基础体温较低，排卵后基础体温会升高，并且持续 2 周左右，如果高温状态持续 3 周以上，基本上就可以确定为怀孕了。

停经

对于月经周期稳定的女性来说，如果月经推迟 1 周以上，基本可以推测为怀孕了。但也有环境变化或精神刺激因素引起月经推迟或闭经的可能。

有的孕妈妈会有乳房硬硬的感觉，乳头颜色会变深，乳房变得很敏感，碰触下有可能疼痛。不过大多数孕妈妈可能会没什么感觉。

孕妈妈的卵巢开始分泌黄体酮，可促进乳腺发育。

囊泡的一部分会附着在子宫壁上，形成胎盘。

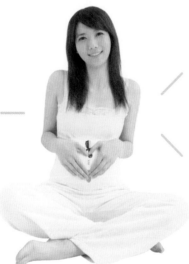

"中标"后准妈妈的身体变化

确认怀娃的 4 种方法

验尿：准确率 99%

经常在电视剧里看到验尿确认怀孕的情景，这确实是最常用的方法。可以在家用验孕试纸检测，一般药店都有售。精卵结合后 14 天就可以测出来了，孕早期最好使用晨尿测试。一定要按照说明书操作，是把试纸插到尿里，不是把尿泼到试纸上。不管第二道线显不显，只要有印儿，就有 99% 的可能是怀孕了。如果没有显示，过几天再试。

不必买最贵的验孕试纸，因为所有验孕试纸的原理是一样的，如果便宜的没显，贵的也不一定显；贵的显了，再找根便宜的测，结果也是一样的。

基础体温：需要一直坚持测

排卵后的基础体温要比排卵前高出 0.5℃左右，并且高温持续 12～14 天。如果继续测试 15～20 天，基础体温一直没有下降，即可判定怀孕了。

验血：准确率 100%

这是最准确的方法，精卵结合后 7 天即可在血清中检测出人绒毛膜促性腺激素（HCG），一般是采静脉血（不用空腹）。要是不想纠结，快点确定，去医院验个血检测怀孕是第一选择。这样还可以及时知道体内的激素水平是否正常，为怀孕加一道保障。

B 超：一般很少做

如果仅仅是为了确认是不是怀上了，不建议做 B 超，因为通常胚胎要大于 45 天 B 超才能测出来。但为了排除宫外孕，确认怀孕 45 天后有必要去做 B 超检查。

去医院验孕前，建议先用验孕试纸自测一下

● 了解尿液检测

所谓尿液检测，就是利用尿液中所含的人绒毛膜促性腺激素进行检查。人绒毛膜促性腺激素是孕妈妈体内分泌的一种激素，这种激素存在于尿液及血液中。一般验孕试纸就是利用装置内的单株及多株人绒毛膜促性腺激素抗体与尿液中的抗原结合呈现一定的反应，从而判定是否怀孕了。

● 同房后多久能用试纸测出是否怀孕

验孕试纸的有效测试时间与女性体内所含的人绒毛膜促性腺激素水平有关。如果人绒毛膜促性腺激素含量低，常常可能检测不出怀孕或者仅呈弱阳性而不易判断。一般对于月经周期比较稳定的女性来说，在同房之后且月经推迟 6 天以后，就可以用验孕试纸来检测是否怀孕了。如果月经推迟 11 天以上，就可初步判定是怀孕了。

● 验孕试纸如何使用

2 不要为了增加尿液喝过多水，这样会稀释激素水平。

3 在检测之前要仔细阅读说明书，按照说明书的步骤进行检测。

1 尽量采用早晨的第一次尿液进行检测，因为这个时候的激素水平最容易检测出来。实在不行的话，要保证尿液在膀胱中起码存有 4 小时再用来检测。

验孕试纸先明确注意事项

4 一些药物可能影响到测试结果，所以一定要仔细阅读清楚说明书。

5 如果是宫外孕，验孕试纸检测不出来。要确认是否为宫外孕，就一定要去医院。

操作方法

测试时请勿超过 MAX 线。具体操作如下。

1 用洁净、干燥的容器收集尿液。如刚怀娃，最好用早晨的第一次晨尿。

2 将试纸条上有箭头标志的一端浸入装有尿液的容器中，约 3 秒后取出平放，30 秒至 5 分钟内观察结果。

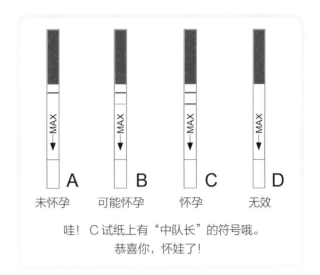

哇！C 试纸上有"中队长"的符号哦。
恭喜你，怀娃了！

测试结果

结果	具体表现
阳性（＋）	出现两条紫红色条带，一条位于测试区（T）内，另一条位于质控区（C）内，表明已怀孕
阴性（－）	仅质控区（C）内出现一条紫红色条带，在测试区（T）内无紫红色条带出现，表明未怀孕
无效	质控区（C）内未出现紫红色条带，表明操作过程不正确或试剂条已损坏或变质

验孕试纸为什么会呈现弱阳

如果验孕试纸测到弱阳性（T 线颜色很淡），先不要高兴太早，这可能是假阳性。未孕的女性体内人绒毛膜促性腺激素值可以忽略不计，但是有一些因素，比如在黄体期进行激素治疗时注射过人绒毛膜促性腺激素针剂、有高脂血症等，可以导致人绒毛膜促性腺激素值升高。

因为怀孕初期的人绒毛膜促性腺激素值有高有低，所以验孕试纸呈弱阳性也可能是假怀孕。为了得到一个准确的结果，可以过两天再测一次，或者直接去医院做进一步检查。

为怀孕准备必需品

做好经济准备

充分的经济准备是孕育宝宝的必要条件，建议准备要宝宝的家庭将孕期的各项开支考虑周全，做好充分的准备。

费用项目	费用明细
生活费用	从准备怀孕开始到宝宝出生，孕妇的营养需求增加，并且要全面和均衡
孕期检查的费用	孕期需要做例行产前检查，偶尔可能出现一些意想不到的情况，如前置胎盘、早产等，应该将这些意外情况考虑在内，以免临时状况紧急时难以应对
孕期用品的费用	孕妇装、孕妇专用品等都需要购买安全性和舒适性比较高的产品，应该多加咨询和选择，在计划费用时也应该考虑这方面的开支
分娩手术费、住院费	选择合适的医院，手术费、住院费也是不小的花销，剖宫产比顺产的花费要高；还要准备新生儿出生后的费用，这也应该在备孕时准备好

具体需要准备的物品

● 内衣裤

怀孕后的内衣裤需要重新准备，备孕时可以将这些物品进行准备。

1 最好选择纯棉制品，柔软易洗、吸水性强、透气性好、弹性佳，不建议选择化纤制品。而且，刚买回来的新内衣要用清水漂洗一次再穿，以去除各种化学物质残留，防止引发皮肤过敏。

2 怀孕后穿的内衣应该宽松些，不要束身太紧，否则会影响血液循环，容易出现水肿。

3 从怀孕初期起，乳房就会一点点地变大，到妊娠4~5个月时，原来的胸罩已经不再适用。所以，选择的胸罩型号最好比没怀孕时稍大一些，以免挤压乳房。同时，应该选择从底部到侧部可调节的胸罩，前开口的胸罩方便产后哺乳。当然，备孕时选购这些可能到怀孕时不能用，可以在身体有变化时再买。

4 妊娠过程中阴道容易感染，需要每天更换内裤，应该多准备一些内裤。最好选择能够包裹住整个腹部的内裤，以避免腹部受寒。

● 孕妇装

怀孕3个月以后，孕妈妈小腹明显隆起，不再适合穿平时的衣服了。备孕时准备适合孕期穿的外套必不可少。

1 孕妇装要选择宽松的，穿在身上不感到紧，并能使鼓起的肚子不太明显的服装。样式和颜色最好以简单、朴素为主。色彩鲜艳如大红、大绿的图案在视觉上会让孕妇看起来比较臃肿，竖条形花纹能使孕妇看上去苗条一些。

2 应该根据季节选择孕妇装。冬天需要保暖，要穿厚实、宽松的衣服，围好围巾。夏天应该简单、凉爽，最好穿孕妇裙，既宽松又凉快，外出时别忘了戴上凉帽。外出衣服要准备1~2套，平时的服装准备2~3套。绝不能穿瘦小、紧身的衣服，否则会影响血液循环，导致水肿，甚至威胁宝宝的健康。

当然，如果不确保是否能成功"中招"，也可以在确认怀孕后再买这些孕妇装，毕竟怀孕后过一段时间体形才会有变化，到时候再买也不晚。

● 鞋子

购置新鞋的时候就要考虑是否适合孕期穿了。理想的鞋跟高度应该为2厘米左右，鞋底上要有防滑纹，鞋子要轻便、柔韧性好。建议选择软底布鞋、旅游鞋、帆布鞋等。备孕期，有一双舒适的鞋对女性来说也是至关重要的。

● 床上用品

备孕夫妇需要充分的睡眠，所以，把床铺收拾得温馨舒适是很重要的。选择床上用品时可以参考以下建议。

1 最好选择木板床，铺上较厚的棉被褥。

2 枕头的高度以 9 厘米左右为宜。枕头过高会迫使颈部前屈而压迫颈动脉，引起脑缺氧。

3 应该选择全棉被罩及床单，不建议使用化纤混纺织物。

4 夏天选用蚊帐来避蚊，有利于孕妇安眠。

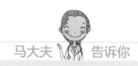

马大夫　告诉你

备孕能用电蚊香吗

电蚊香是将杀虫剂吸到纸片中，然后利用热蒸汽将药效发挥出来，但是其实其成分和蚊香是一样的，只是载体不同，但是危害性可能没有蚊香那么大，在购买电蚊香的时候要选择无味的蚊香。但是备孕女性尽量少用电蚊香，最好的防蚊方式就是蚊帐。

如果是选择长效型的防蚊剂，那么要用水稀释到安全的范围里，在喷洒到房间的地上或者是墙上，如果有纱窗或者纱门，那么，这药效就能维持一个夏天。

如果用喷雾剂防蚊，在喷洒的时候要关紧窗户一段时间，同时，备孕夫妻不能待在房间里，等一段时间后，开窗再通风一段时间后才可以进去。

处理好与大宝、事业的关系

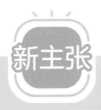

二胎妈妈可能依然是"新手"

对于正在备孕或已经怀上二胎的妈妈来讲，尽管有经验，但由于人类生育痛的特殊遗忘效应，以及家里现在多了一个家庭成员——大宝，从某种意义上讲，依然是"新手上路"。

要二胎之前先做通大宝的工作

在实施二胎计划之前，一定要和大宝进行细致贴心的沟通，充分考虑到大宝的心情，发现问题及时进行心理疏导，用爱消除大宝的危机感。

让大宝参与整个孕期过程

当妈妈怀上二孩后，要经常与大宝谈论肚子中的小宝宝，在潜移默化中让大宝喜欢上即将出生的弟弟或妹妹。试着和大宝说："弟弟或妹妹就住在妈妈的肚子里，他还特别小，需要我们的关爱。"可以通过让大宝照顾布娃娃、抚摸妈妈肚子、与小宝宝对话、陪妈妈一起置办小宝宝的生活用品等方式，让大宝与父母一起迎接弟弟或妹妹的到来。

特殊岗位要早做调整

长时间从事辐射行业作业的女性，易出现月经不调，如果长期受到强辐射，还可能出现皮肤衰老加快，恶性肿瘤患病率增加的情况。即使怀孕，孕妈妈流产率升高，胚胎发育不良、畸形胎发生率升高。辐射还会导致头痛、失眠、心率失常等神经衰弱症状；男性则会引起精子活性降低，精子数量减少。

为保护母胎身心健康，在孕前3个月，职场备孕女性应该不接触或少接触与辐射相关作业。一旦决定备孕，接触辐射、特殊化学物质的夫妻，建议和领导协调，换到别的岗位。

产检假、产假、哺乳假早知道

备孕的夫妇，特别是备孕女性，最好提前了解一下有关产检假、产假、哺乳假的相关信息，以便为怀孕后的相关事情做好准备。

 怀孕后不被辞退

《女职工劳动保护特别规定》有相关条款，用人单位不得因女职工怀孕、生育、哺乳降低其工资，或解除劳动或者聘用合同。

 产检假算作劳动时间

《女职工劳动保护特别规定》有相关条款，怀孕女职工，在劳动时间内进行产前检查，应当算作劳动时间。

 产假

《女职工劳动保护特别规定》有相关条款，国家法定的产假天数为98天，"全面二孩"政策落地至今，全国有25省份陆续将产假延长至128天至158天。

 哺乳假

《女职工劳动保护特别规定》有相关条款，对哺乳未满1周岁婴儿的女职工，用人单位不得延长劳动时间或者安排夜班劳动。用人单位应当在每天的劳动时间内为哺乳女职工安排1小时的哺乳时间，每多一胎多1小时。

慎重选择当全职妈妈

随着教育越来越倡导示范作用，且宝宝0~3岁是情商教育的最佳时期，很多女性选择做一个全职妈妈，甚至有些女性在备孕期就选择辞职在家。但这对于妈妈们今后重新就业是个极大的挑战，因为这段全职在家的经历很可能使个人的知识和能力滞后和下降。

当然，无论是被动还是主动选择做全职妈妈，都应从个体价值和社会价值等多个方面进行权衡考量，还应考虑长期在家可能带来的经济上和心理上的压力。

爸妈有"心机"，让大宝愉快地接受二宝

● 在二孩出生后，确保大宝在家中的地位

在二孩出生后，父母千万不要以照顾二孩为由忽略了大宝的存在和感受。尽管有其他家庭成员的照顾，但妈妈在大宝心中的地位是任何人都无法替代的。所以，作为妈妈，无论有多辛苦都要尽量多和大宝"腻在一起"。妈妈的一个吻、一个拥抱要比任何人都管用，也会让大宝更容易感知妈妈的爱，让大宝觉得他在妈妈心中的地位是独一无二的，无可替代的。

● 让大宝参与到照顾二宝的过程中

大宝要适应家里多了个弟弟或妹妹的变化需要时间。父母应理解大宝的内心感受，不要强迫大宝立刻接受二宝。

孩子的参与意识非常强，要想让大宝尽快接受二宝，最好的办法就是让大宝参与到照顾二宝的过程中。可以尝试让大宝抱抱刚出生的二宝，面对柔弱的小宝宝，会激起大宝的保护欲。可以让大宝帮助妈妈做些力所能及的事，如递二宝用的纸尿裤、小毛巾、护肤霜等。但千万不要逼迫大宝做不愿意做的事。这样，大宝会慢慢喜欢上二宝。

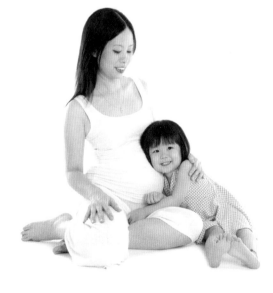

扫一扫，听音频

备孕妈妈问 大宝是剖宫产，要多长时间后才能再受孕？

马大夫答

　　子宫瘢痕愈合最佳时间是术后 2~3 年，因此，医生一般都会建议避孕 2 年以上，尤其是对于二孩想尝试顺产的妈妈，当子宫切口恢复得差不多了，再怀二孩。剖宫产后，子宫切口在短期内愈合不"牢固"，如果过早怀孕，随着胎儿的发育，子宫不断增大，子宫瘢痕处拉力增大，子宫壁变薄，有裂开的潜在危险，容易造成大出血。另外，剖宫产后，子宫瘢痕处的子宫内膜局部通常有缺损，受精卵在此着床不能进行充分的蜕膜化，极易发生胎盘植入情况。

备孕妈妈问 听说怀孕初期比较容易流产，具体是什么时候？

马大夫答

　　在现实生活中，孕 50~60 天胎停育的例子特别多，而且往往停得莫名其妙。面对孕 50~60 天这一"事故"高发期，孕妈妈应该特别当心。在这个时期内，千万不要被不良情绪困扰，避免情绪激动，也不建议长途旅行，更不能太劳累。

　　其实，在备孕期不必给自己过大的心理压力，莫明担心怀孕早期流产，不如放松心情，好好备孕。

备孕妈妈问 怀二胎还可以给大宝喂奶吗？

马大夫答

　　怀着二胎同时给大宝喂母乳基本上是没有什么问题的，怀孕是不会降低母乳的质量的，只要妈妈更加注意饮食营养的摄取就好了。同时，要注意避免大宝在吃奶时乱蹬乱踹，可以尝试跟大宝沟通，让他知道妈妈肚子里住着小弟弟（妹妹）呢。

Chapter

3

调养好病症，
为好孕扫清障碍

早点远离月经不调

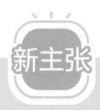

新主张

月经不调不仅仅是妇科的事

许多女性发生月经不调后，只是从子宫发育不全、急慢性盆腔炎、子宫肌瘤等妇科疾病考虑，一旦检查结果没有问题，就觉得是小事，而忽视了其他原因。殊不知，许多不良习惯也可能导致月经不调。不要以为月经不调没有器质性问题就高枕无忧了，要及时发现日常生活中的不良习惯，及时纠正，以免因为月经不调影响怀孕。

要通过检查排除无排卵月经

体内激素接受大脑的调节，大脑向卵巢发出指令，促使卵巢分泌激素，就可以形成卵巢排卵和月经来潮。很多人认为"只要一直都有月经，就一定可以怀孕"，其实这是一个误区。有月经的女性并不一定正常排卵，因为子宫内膜在雌激素的作用下不断生长，此时就算卵巢没有正常排卵，月经来潮时在激素的作用下，子宫内膜也会剥脱形成月经。

因此，备孕时最好去医院进行 B 超检查和激素检查，排除无卵月经的可能性，也可以在家中用半定量不孕监测试纸预测卵泡的发育状况（见第 150 页）。

月经不调，这些事要弄清

● 这些习惯会让月经不调缠上你

① 情绪异常

有些女性一有事儿就胡思乱想，做决定的时候特纠结，心思重，爱生闷气。虽然自己也不想这样，可还是过度焦虑，时常压力大。长期精神压抑、生闷气或遭受重大精神刺激和心理创伤，都可导致月经失调、痛经或闭经。这是因为卵巢分泌的激素受脑垂体和下丘脑的控制，情绪不稳定会影响"大姨妈"周期。所以备孕的女性要尽量保持心情愉快。

② 起居无度

有的女性喜欢夜生活，经常半夜两三点才睡觉，一觉睡到第二天中午，或者经常出差、倒时差……这样的起居生活都会导致"大姨妈"错后，甚至闭经。另外，如果经期受寒冷刺激，会使盆腔内的血管过分收缩，可引起月经过少，甚至闭经。因此，备孕女性尤其得注意日常生活规律，避免劳累过度，经期要防寒避湿。

③ 过度节食

有专家表明，女性过度节食会使得机体热量和营养素摄入不足，造成体内大量脂肪和蛋白质被消耗，致使雌激素合成障碍而影响月经来潮，甚至经量稀少或闭经。因此，追求身材苗条的备孕女性尤其要注意，切不可盲目节食。

④ 嗜好烟酒

烟中的某些成分和酒精会干扰与月经有关的生理过程，引起月经不调。据调查研究发现，每天吸烟1包以上或每天饮高度数白酒100毫升以上的女性中，月经不调者是不吸烟不喝酒女性的3倍。备孕女性要戒烟戒酒。

编辑手札

调理好心情胜过良药

　　一位女性朋友对目前的工作很不满意，决定备孕以后感觉她更加压抑了。一次见到她，发现她拎着许多中成药，说是调理月经不调的，半年了也未见效。因为之前看过相关书籍，知道情绪因素很重要，便建议她请个长假在家调养。

　　后来见到她，气色红润，精神状态好了很多，月经也正常了。她说在家的这些日子并未吃药，连续两次月经都很正常。

● 居家如何排除无排卵月经

在家中可以用半定量不孕监测试纸预测卵泡的发育情况。半定量不孕监测试纸能够科学地测出女性体内每天的黄体生成素的具体数据。把每天所测的数据标于一个图表中，再把这些点连起来，就能得到一条黄体生成素的变动曲线，从这条曲线的走向就能清楚地看出卵泡出现的变化状况。只要看一下黄体生成素曲线的形状，就知道卵泡的状况，非常直观。

下面两图是连续 10 天监测到的黄体生成素波动曲线图，分别代表两种不同的状况：图 1 是有排卵的黄体生成素曲线，图 2 是无排卵的黄体生成素曲线。有排卵黄体生成素水平比较低，而后突然出现一个高峰，此即预示着第二天会发生排卵；无排卵黄体生成素始终处在低水平，几乎没有波动。

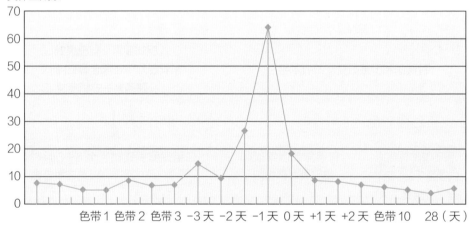

图 1　有排卵的黄体生成素曲线

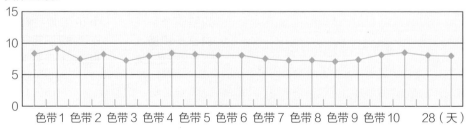

图 2　无排卵的黄体生成素曲线

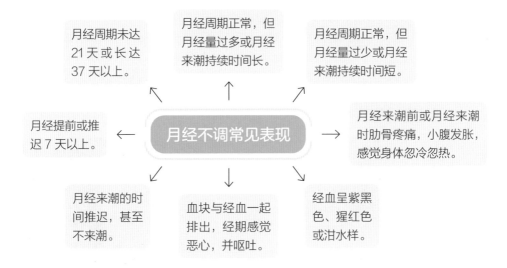

月经周期未达21天或长达37天以上。

月经周期正常，但月经量过多或月经来潮持续时间长。

月经周期正常，但月经量过少或月经来潮持续时间短。

月经提前或推迟7天以上。

月经不调常见表现

月经来潮前或月经来潮时肋骨疼痛，小腹发胀，感觉身体忽冷忽热。

月经来潮的时间推迟，甚至不来潮。

血块与经血一起排出，经期感觉恶心，并呕吐。

经血呈紫黑色、猩红色或泔水样。

● 这些情况必须治疗

当月经周期、持续时间、出血总量、经血颜色异于平日时，应到医院接受检查。如果因月经推迟演变成闭经而导致不孕者，需要接受较长时间的治疗。因此，在月经来潮推迟或月经连续三个周期不来时，应及时接受专业治疗。

上述情况一般可采用短效口服避孕药进行周期治疗，也可请中医进行调理。此外，还可根据患者的情况选择不同的促排卵药物，以改善卵巢的功能或代替垂体及下丘脑的部分功能。

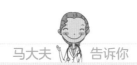

马大夫 告诉你

非病理性月经不调，注意生活小细节就能调理好

1. 熬夜、过度劳累、生活不规律都会导致月经不调。只要生活有规律，月经就可能会恢复正常。同时要积极治疗阴道炎、盆腔炎等妇科炎症。
2. 经期不要冒雨涉水、洗冷水澡、吃冷饮等，无论何时都要避免小腹受寒。
3. 如果月经不调是由于遭受挫折、压力大而造成的，必须要调整好心态。
4. 月经期间不宜长时间吹电风扇，也不宜长时间坐卧在风大的地方，更不能直接坐卧在地砖、地板上，以免受寒。
5. 月经期间不宜有性行为，否则容易让外部细菌进入体内，引起阴道及盆腔感染。

肥胖和月经不调相互影响

肥胖是每一位追求苗条身材女性的心头大患，而月经不调则是影响女性生活、工作、孕育的一大元凶。肥胖和月经不调存在一定的关系，互相影响。

● 月经不调导致肥胖

研究表明，女性长期月经推迟或月经量少，甚至闭经，就容易肥胖。中医认为，月经有助于建立新的循环；如果月经经常紊乱，身体就会出现各种不适，还可能诱发肥胖。

● 肥胖影响月经

很多胖姑娘都有爱吃甜腻食品，不爱运动，进食量过大等。这些习惯会导致体内脂肪堆积过多，造成脂肪代谢和糖代谢障碍，进而影响体内雌激素的分泌，最终导致月经不调。

● 肥胖与月经不调相互作用

女性肥胖的原因可能来自月经不调，而月经不调通常是由不良生活习惯导致的，不良的生活习惯引起肥胖，肥胖又引起月经不调，二者形成恶性循环，最终难以遏制。月经不调会引起和加重肥胖，而肥胖又会反作用于女性，导致月经不调。

因此，如果正在备孕，又是一个胖姑娘，就要养成良好的生活习惯，少吃甜腻的食物，每天坚持运动，把出轨的"大姨妈"找回来。

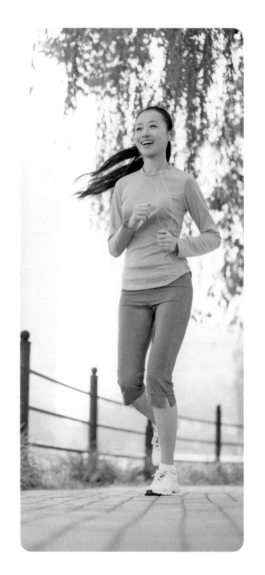

饮食调养月经不调

1 吃一些滋阴补肾、健脾祛湿的食物，如人参、红枣、山药、枸杞子、大米、薏米、山楂、鸽子肉、鳖甲等，对于肝肾不足、痰湿阻滞导致的血行不畅的闭经性不孕症有很好的调养作用。

2 兔肉、芹菜、莲藕、木耳等有凉血清热的功效，煲汤饮用对肝肾不足引起的月经不调有很好的调养功效。

3 补充足够的铁、叶酸和蛋白质，以免发生贫血。

山药炖黄牛肉

补血养肾，活血调经

材料	黄牛肉 150 克，山药 100 克，莲子 15 克，桂圆肉、枸杞子各 10 克。
调料	葱段、姜片、料酒、盐各适量。

做法

1. 黄牛肉洗净，切块，焯水捞出沥干；山药洗净，去皮，切块；莲子、枸杞子、桂圆肉洗去杂质备用。
2. 砂锅内放水，放入牛肉块、葱段、姜片，大火烧开后，加入料酒，改小火炖 2 小时，放入山药块、莲子、枸杞子、桂圆肉，小火炖 30 分钟，加盐调味即可。

绿色方法调治月经不调——艾灸

材料： 乳香 10 克，没药 10 克，沉香 15 克，丁香 15 克，五灵脂 20 克，青盐、姜片各适量。

准备工作： 将除姜片外的所有材料共研细末，装瓶备用。

具体方法： 将脐部常规消毒，用棉布条做一个圈围在脐周，然后用上述药末填满，外盖薄生姜片，以防艾灸时烫伤皮肤。以艾炷灸之，连灸 5~6 次，以腹内温热舒适为度。隔天灸 1 次。

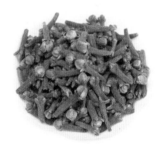

丁香

跟痛经和解吧

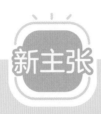

新主张

剧烈疼痛需及时就医

当痛经的程度很剧烈，而且伴随有子宫异常，如子宫内膜异位症、子宫肌瘤、盆腔粘连等时，痛经就成了一种病症，不但影响个人生活质量，还会影响生育，需及时就医。

调理原发性痛经，"对症下药"很重要

经期前或经期中喜食冷饮，吃生蔬菜、寒性水果，或在来月经时受了风寒，经常熬夜致肝火旺盛，以及过度节食导致肝脾两虚等，都是引发原发性痛经的原因。生活中做一些细节上的调养，从根本上掐断"痛因"，再加上饮食调理，可以做到完美地"对症下药"。

了解痛经的类型才能对症治疗

痛经可分为原发性痛经和继发性痛经两类。

● 原发性痛经

原发性痛经，又称为功能性痛经，在医学检查上通常不会发现有器质性的疾病，也就是在盆腔或子宫等生殖器官上没有病理性的变化，对健康也不会造成严重危害。原发性痛经通常是子宫的生理功能运作不顺畅，并没有子宫实质性的病变，进行调理，可能快速恢复。消化不良、食欲缺乏、腹泻、易受惊、脸发热、手脚冰冷、乳房疼痛等是原发性痛经的常见症状。

● 继发性痛经

继发性痛经，又称次发性痛经或再发性痛经，这是一种由于生殖器官发生病变而导致的痛经类型，最常见的就是由子宫内膜异位症、盆腔炎症或由粘连、肿瘤等引发的。这种类型的痛经一般都在初潮后几年才会出现症状，即原来没有痛经现象，后来才开始感觉疼痛，且痛经程度会越来越严重。继发性痛经者在月经前后出现腹痛，而且疼痛会持续几天，程度及天数都甚于原发性痛经。继发性痛经患者可以先让医生做一次详细的妇科检查，再进行消积、化瘀、散肿等治疗。一旦消除了病因，痛经自然也就消失了。

马大夫 告诉你

一般的痛经不是病

痛经，由于仅在生理期来临前及生理期才会显出症状，在不影响生命且很少迅速恶化的情况下，并没有被医学严格定义为疾病。把痛经称为"综合征"可能比较贴切，这就像女性的更年期一样，除了腹痛之外，还会在一段时间内伴随发生多种反应及病症，例如头痛、眩晕、腰酸、腹泻、倦怠、发热、情绪波动等。不过大部分不适会随着生理期结束渐渐消失，而且一些女性在生育后痛经会有所缓解或消失。

原发性痛经的日常调理

● 生活调养

1 保持身体温暖，尤其是痉挛及充血的骨盆部位要注意保暖。多喝热的药草茶或热柠檬汁，也可在腹部放置热敷垫或暖水袋，一次敷数分钟。

2 月经前几天，在温水浴缸里加入1杯海盐及1杯碳酸氢钠，泡20分钟，有助于松弛肌肉及缓解痛经。

3 在月经来潮前夕，进行适度的运动有助于月经期减轻不适感。

● 饮食调养

1 在月经来潮前3~5天应进食易于消化吸收的食物，不宜吃得过饱，尤其应避免进食生冷食物，以免诱发或加重痛经。

2 月经来潮时，更应避免一切生冷及不易消化和刺激性的食物，如辣椒、生葱、生蒜、胡椒、烈酒等。在此期间，痛经者可适当吃些酸味食品，如酸菜、食醋等，酸味食品有缓解疼痛的作用。

3 痛经者无论在经前或经后，都应保持大便通畅，可吃些蜂蜜、香蕉、西蓝花、红薯等。

4 身体虚弱、气血不足者通常有痛经的问题，宜常吃补气、补血、补肝肾的食物，如鸡肉、鸭肉、动物肝肾、鱼类、豆类等。

痛经缓解操，活血化瘀止痛

跪在床上，腰弯下，前臂伸直贴在床上，胸部尽量下压，臀部高高拱起。

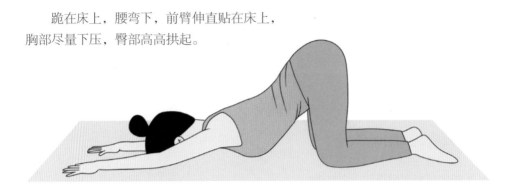

拔罐调理痛经

对于原发性痛经，西医通常是给予止痛药治疗，没有更好的治疗方法。中医通常根据个人体质及症状调理气血，将子宫环境调回到正常状态，达到自然止痛的效果。另外，经期配合腹部热敷、穴位按摩或适度运动，有助于缓解痛经。

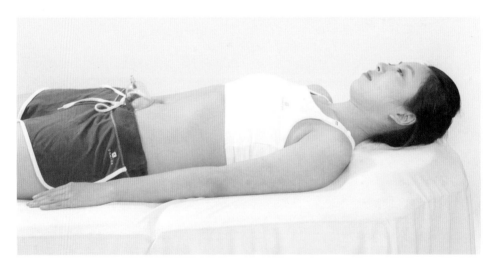

具体位置： 关元穴，身体前正中线上，脐下 3 寸。

快速取穴： 仰卧姿势，除拇指外，四指并拢横放在肚脐下方，肚脐下正中线与小指交叉的地方即是关元穴。

具体方法： 在关元穴部位用拔火罐吸拔至皮肤出现瘀红，每次 10～20 分钟，每日 1 次。一般 3 次可有效缓解症状，尤其在每次月经来潮前 1 周为最佳治疗时期。

痛经女性的好孕攻略

痛经到底会不会影响怀孕呢？快来了解一下吧！

● 生理性痛经：不会影响怀孕

生理性痛经多是食用冷饮或贪凉等人为因素造成的疼痛，而且是月经开始就有腹痛。一般来说，未婚女性的宫颈口比较紧，如果此时精神紧张、过度劳累或是过多食用冷饮，就会在月经时形成血块，而血块要想通过狭窄的宫颈"大门"，势必迫使子宫加快收缩，引起肌肉紧张，进而导致腹部疼痛。宫颈管狭窄的女性结婚（有了夫妻生活）后，子宫位置可得到一定程度纠正，宫颈管也会变得松弛，这类痛经绝大多数能自愈，而且经调理或随年龄增长，症状会明显减轻。

● 盆腔炎：消除炎症可顺利怀孕

女性盆腔有子宫、输卵管、卵巢、盆腔腹膜等器官组织，炎症可局限于某个部位，也可几个部位同时发病，所以慢性盆腔炎引起的痛经范围很大。月经期间因盆腔充血而诱发炎症，如果炎症影响到输卵管，可致输卵管不通，影响到卵巢，则可能造成不孕。

在急性盆腔炎发作期应遵医嘱用抗炎药物，因为即使是同一种器官疾病引起的痛经，也有不同的病因，在用药种类、剂量上有很大差别。只有在医生指导下，根据个人病情对症用药，才能尽快消除炎症，缓解腹痛，并顺利怀孕。

● 子宫内膜异位症：会导致不孕

子宫内膜异位症，就是出现了"经血倒流"现象，也就是经血随异位的子宫内膜流到了盆腔内部位。随着每次月经来潮局部形成一个包膜，包膜不断长大、破裂。包膜长大到一定时候还会影响输卵管、卵巢等部位，导致女性不能正常受孕。

据统计，患子宫内膜异位症的女性中不孕的比例高达50%，而子宫内膜异位症的女性出现不孕的概率几乎是非子宫内膜异位症女性的20倍。因此，子宫内膜异位症以能够自然怀孕为治疗目标，还可以进行药物治疗和手术治疗。

流产后调理好再怀孕

频繁流产必须查明原因再备孕

如果女性出现 2 次或者更多次怀孕早期流产，需要提高警惕，最好送流产的胚胎组织做一个染色体检查，了解胚胎的情况。如果结果显示是染色体异常的胚胎，那么自然流产是一个自然淘汰过程。

频繁流产被称为习惯性流产，往往是因为女方和男方自身的问题引发的，需要到医院查出导致流产的原因。从遗传因素考虑，主要是检测男方的精子、双方的染色体、女方的卵子及内分泌激素等；还要查 ABO 血型、妇科疾病、营养代谢问题、内分泌疾病、自身免疫疾病；必要时要看看有没有病毒感染，如优生五项检测等。多方面找原因，把可能导致流产的因素排除后再怀孕。

做好"小月子"，为下次怀孕做好准备

无论是多么好的人流技术，多多少少都是会对身体造成伤害。流产会失血，加上流产过程中心理上承受巨大压力，使流产后的身体比较虚弱。如果没有好好调养，很容易贫血，甚至感染其他妇科疾病。因此，适当进行调理，坐个"小月子"是完全必要的。

一般来说，女性流产后坐"小月子"的时间为 1 个月，帮助身体机能尽快恢复正常，为再次怀孕做充分的准备。

大部分孕早期流产应顺其自然

出现孕早期流产征兆，很多孕妈妈选择保胎，其实大部分孕早期流产没必要保胎。在孕早期发生的流产，绝大多数都是因为受精卵本身有问题，这时候流产，孕妈妈们也不必太慌张。质量好，着床好的受精卵，就算"历经磨难"，也依然会继续发育成长；质量不好、有缺陷的受精卵，会自然而然被淘汰掉，即使保胎管用，等到出生时发现是个不健康的宝宝，也很难过。

对于先兆流产，虽然发生的概率高达 30%～40%，但大部分孕妈妈经过休息调理就能好起来。

● 习惯性流产也要有信心

面对习惯性流产，如果还想要宝宝，首先需要做的就是去医院查明流产原因，对症治疗，不要等到怀孕后再强行保胎。流产后要注意摄入合理膳食，保证充足的休息，稳定的情绪，保持良好的卫生，坚持适当的运动，坚信自己一定能怀得上，生得下。

● 再怀孕的时间不是越长越好

研究调查表明，自然流产后等待再次怀孕的时间会影响女性的心理状况，如果自然流产后等待 8 个月没有怀孕，备孕的信心会减退。

自然流产后经过短时间调养后即可再次怀孕。这对女性的心理健康有益，可以增强怀孕的信心，缩短自然流产带来的伤痛，减少流产抑郁症的发生。一般来说，自然流产半年后再怀孕比较适宜。

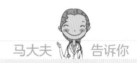

马大夫 告诉你

胎停育后，再备孕需做检查

胎停育后，首先做的是清宫，然后调养身体，最好 3 个月以后再考虑怀孕。为了孕育健康的宝宝，胎停育后有必要做一些检查，确定身体的状况。如果是胚胎染色体有问题，就做正常的孕前检查即可。具体的检查项目需要临床医生根据个人情况而定，一次胚胎停育不增加以后胚胎停育的风险。但随着年龄增大，胎停育风险会越来越高，还是应该考虑跟时间赛跑，尽早准备再要宝宝。

坐好"小月子"，身体恢复快

女性流产后，专心调养身体1个月，保持心情放松，避免紧张、焦虑情绪的影响，再要宝宝也不难。

生活调养

1. 保证充足的睡眠，尤其在术后2~3天应该卧床休息。
2. 术后15天内尽量避免从事过重的体力劳动，避免剧烈运动。
3. 每天早餐后为最佳排便时间，养成定时排便的习惯，排便时切忌用力过猛。
4. 切忌触碰冷水，加强个人卫生，保持会阴清洁，禁止盆浴。
5. 注意稳定情绪，避免恼怒、担忧或受到惊吓。
6. 丈夫应多安抚妻子，在短期内不要有性生活。

饮食调养

1. 多吃维生素、蛋白质含量较高的食物。
2. 多吃含可溶性膳食纤维的食物，如香蕉等，可防止便秘。
3. 不喝冷饮，不吃生冷的食物。
4. 肠胃虚寒者慎吃性味寒凉的食物，如绿豆、银耳、莲子等；体质阴虚火旺者要避免食用牛肉、羊肉、荔枝等易使人上火的食物。

流产后营养食谱

乳鸽枸杞汤

材料 乳鸽1只，枸杞子15克。

调料 盐少许。

做法 将乳鸽去毛及内脏，洗净，放入锅内加水与枸杞子共炖，熟时加盐少许。

功效： 具有益气益血、理虚功效，适用于人流后体虚及病后气虚，体倦乏力者。

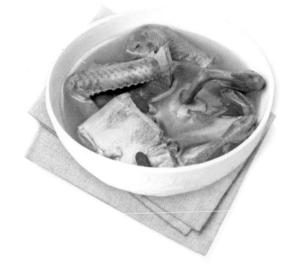

再次怀孕，四个工作要做好

1 保持心情舒畅。流产可以被认为是一种有利于优生的自然淘汰。所以，产后愉快的情绪会加快流产后身体的康复，有助于再次怀孕。孕期更要保持心情舒畅，避免各种刺激。

2 生活要有规律。日常生活应有规律，按时起居，保证充足的睡眠和休息。早晨 9~10 点的时候，到湖边去吸新鲜空气，并参加适当的活动。

3 特别注意阴部清洁。特别要注意阴部清洁，防止病菌感染。衣着应宽松，腰带不宜束紧。

4 要定期做产前检查。孕中期就应开始定期进行产前检查，以利医生及时发现和处理异常情况，并可指导孕期保健。

每天按一按，补肾、补气血

● 按摩穴位

上脘穴：在上腹部，前正中线上，肚脐上 5 寸，和食管相对应，是食物进入胃的通道。

中脘穴：在胃的中部，肚脐上 4 寸，占据了胃的主体部分。

下脘穴：在胃的底下，肚脐上 2 寸，胃和小肠的连接处，对应人体的小肠。

气海穴：肚脐正中直下 1.5 寸（以中指食指节横纹处为准，食指与中指并拢，两指横量即为 3 寸）处。

关元穴：肚脐正中直下 3 寸（将食指、中指、无名指和小指四指并拢，四指横量即为 3 寸）处。

● 按摩方法

闲时可以用手轻轻按摩腹部的上、中、下三脘穴，用拇指按压 10 秒，松开，再压，如此反复，充分调动起它们的积极性。在寒冷的冬季，也可以用热水袋在这三个穴位处进行热敷，能取得很好的效果。

关元穴是补肾要穴，将双手交叉重叠置于此穴上，稍施压力，然后用交叉的双手快速地、小幅度地上下推动。注意不可以过度用力，按揉时只要局部有酸胀感即可。

气海穴是气的海洋，先用右掌心紧贴此穴，按顺时针方向分小圈、中圈、大圈，按摩 100~200 次。再以左掌心，按逆时针方向，如前法按摩 100~200 次，动作要轻柔缓慢，按摩至有热感方可。

宫外孕后如何备孕

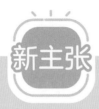

新主张

术后半年内避孕并定期复查

宫外孕后还能不能怀孕，要结合自身的情况而定，处理得当可以再次怀孕。

宫外孕术术后半年之内要避孕，让身体逐渐恢复，同时经过检查，确定是否具备正常怀孕的条件。建议做输卵管造影等相关检查，确诊输卵管是否畅通，排除盆腔炎、腹膜炎等妇科炎症。

再次怀孕后，正常怀孕的概率很高，但 10% 的女性会再次发生宫外孕。因此，有过宫外孕史的女性，如果再次妊娠，最好在怀孕 50 天后做一次 B 超检查，根据孕囊及胎儿心脏搏动所处的位置，来判断是宫内妊娠还是宫外孕，以便在早期消除隐患。

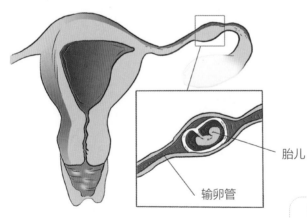

胎儿

输卵管

宫外孕示意图

微信扫描本书封二二维码
您立即获得的权益主要有

本书配套资料包
(例如：音频、有声书)
社群服务/阅读工具

有过宫外孕，再次怀孕前注意什么

● 预防宫外孕的发生

重视孕前检查，要彻底治疗和消除各种妇科疾病，尤其是要到医院检查清楚输卵管的通畅性，如果存在狭窄，应有针对性地进行治疗。

如果打算要宝宝了，一定要做到戒烟戒酒，至少3个月以上；保持良好的生活习惯；注意饮食健康，不要吃过于辛辣油腻的食物。

孕前做好准备工作

输卵管炎、盆腔炎、子宫内膜异位症等生殖系统疾病，可改变输卵管的形态和功能，怀孕前及时治疗这些疾病可减少宫外孕的发生。

对于正常受孕有困难的女性，如果需要服用排卵药物，一定要在医生指导下进行，并提高警惕。

● 把握好再次怀孕的时间

宫外孕后还能不能怀孕要结合自身的情况而定，处理得当可以再次怀孕。不要在宫外孕手术后马上怀孕，因为在宫外孕治疗过程中，子宫或输卵管等会受到一定程度的损伤，最好是手术半年之后，等身体慢慢恢复了再考虑怀孕。

● 怀孕后不可麻痹大意

如果感到自己可能怀孕了，在用试纸"自测"之后，还应该早到医院做相关检查，看看受精卵到底"花落谁家"。

如果遇到类似流产的情况，要及早去医院检查，如果是先兆流产，就应该注意休息或服药物保胎；曾经发生过宫外孕的女性，如果再次怀孕，最好在停经后6周内到医院做一次全面的早孕检查，根据孕囊及胎儿心脏搏动所处的位置，可以判断是宫内妊娠还是宫外孕，以便在早期消除隐患。

注意调养，增强免疫力

　　宫外孕治愈后一般不影响卵巢功能。发生过宫外孕的女性与无宫外孕的女性备孕时在生活及饮食上的要求是一样的。

生活调养

1. 注意个人卫生，特别是在经期、产褥期要注意防止生殖系统感染，以免发生炎症而引起宫外孕。每周用洁阴用品冲洗阴道一次以上的女性容易增加盆腔感染的可能性，有发生宫外孕的危险。正确的做法是每天用干净的温水清洗外阴部。每天换内裤，保证清洁。
2. 劳逸结合，不做重体力劳动，尽量减少腹压。
3. 尽量少去公共场所，注意保暖，预防感冒。
4. 适量运动，增强抵抗力。

饮食调养

1. 保证膳食平衡，满足身体正常的消耗需求。
2. 注意进食优质蛋白质、高膳食纤维、易消化的食物，可多吃鸡肉、猪瘦肉、蛋类、奶类、大豆类及大豆制品等。
3. 多吃新鲜的蔬果，保证身体对维生素的需求。
4. 避免酒、干姜、胡椒、辣椒等辛温燥热的食物，以免伤阴耗液而影响身体健康。

宫外孕后调养食谱

莲藕炖排骨

材料　莲藕 200 克，排骨 400 克。

调料　料酒 15 克，葱末、姜末、蒜末各 10 克，盐 3 克。

做法

1. 排骨洗净、切块；莲藕去皮，洗净，切块。
2. 锅内倒油烧热，放入姜末、蒜末爆香，倒入排骨翻炒至变色，加入料酒炒匀；加莲藕块、适量开水，大火烧开后转小火炖 1 小时；加盐调味，撒葱末即可。

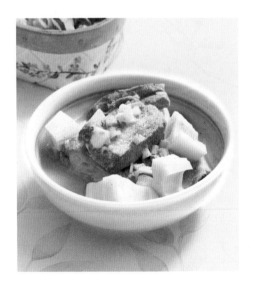

骨盆操，增强盆腔、生殖系统功能

有过宫外孕史的女性，骨盆和输卵管、子宫等器官的整体功能相对较弱，平时除了注意饮食、卫生外，增加骨盆区域的活动量且增大动作幅度也是十分必要的，有助于提升生殖功能。

1 身体沿着床沿仰卧，臀部置于床沿，双腿伸直并悬空，双手把住床沿，防止身体滑落，保持10秒钟。

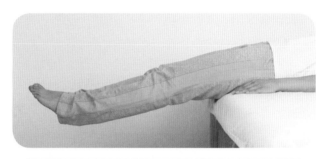

2 双腿合拢，慢慢向上抬起，注意膝盖不要弯曲。

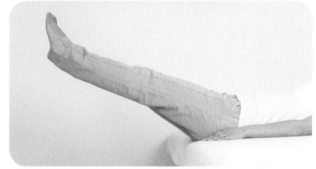

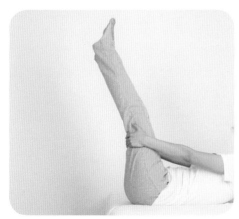

3 当双腿抬至身体上方时，双手扶住双腿，使之靠近腹部，双腿呈伸直状态，保持5秒钟。

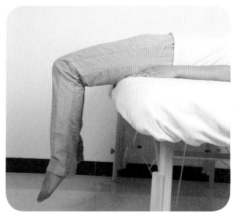

4 慢慢将双腿放下至脚着地，全身放松，保持10秒钟。

乳房调理好，
为实现母乳喂养做准备

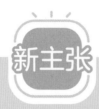

乳头凹陷要提前矫正

如果备孕女性的乳头有凹陷，孕前最好提前矫正，以免产后无法正常哺乳，影响宝宝生长发育。

凹陷的乳头如果没有及时矫正，哺乳时乳头往往要被强行牵拉出来，乳头非常娇嫩，一旦碰撞，极易损伤、破裂和出血，可能造成乳头乃至整个乳房感染，容易导致乳腺炎。

经常牵拉乳头，可以使双乳突出、周围皮肤支撑力增大，起到"定型"作用。自行牵拉效果不明显时，要及时咨询医生，必要时进行手术矫正。

孕前可自检乳房

孕前可进行细致的乳房检查，排除可能的疾病，以便为母乳喂养打下良好基础。如果乳房有包块、溢液或其他异常情况，要尽早检查，排除乳腺疾病。除了去医院检查外，平时也可以在家里进行自检。

怀孕后激素水平会发生改变，可能导致乳腺疾病越来越严重，加大治疗难度，影响孕妈妈和胎宝宝的健康。乳腺有炎症也要在怀孕前治疗，以免在怀孕时治疗乳腺炎症用药影响胎宝宝发育。

孕前乳房自检方法

● 触摸自检

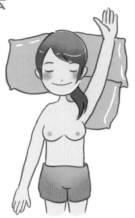
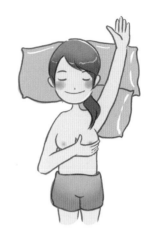

1 平躺在床上，赤裸着上身，高举左臂，左肩下垫一个小枕头，这样左侧的乳房就变得平坦了。

2 用右手食指、中指、无名指的指腹仔细缓慢地触摸左侧乳房，按照顺时针方向从乳房外围逐渐移动检查至乳头，检查是否有硬块、肿胀、压痛感。

3 检查腋下淋巴结是否肿大。

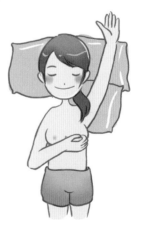

● 照镜自检

赤裸着上身，自然站立双手高举过头顶，对镜自照，仔细查看。

1. 双乳的形状是否有变化。

2. 肌肤上有无红肿、皮疹、褶皱等异样。

3. 乳头是否在同一水平线上。

4. 乳头是否有抬高、回缩凹陷等现象。

5. 轻压乳头是否有分泌物。

4 用拇指和食指轻捏乳头，看看是否有液体排出。然后用同样方法自检右侧乳房。

乳头凹陷的几种情况

乳头凹陷一般是先天性的。如果乳头低平或者回缩，能被挤出或者受刺激后能凸出，这只是轻微程度的乳头凹陷，不处理也不影响健康，只是不太美观。如果乳头完全陷在乳晕内，很难被拉出，还会有分泌物或者异味，就是中度乳头凹陷了，这种情况需要就医治疗，否则在哺乳期会得乳腺炎等疾病。

特别值得警醒的是，如果乳头一直都很正常，突然凹陷了，最好去医院及时检查，可能有患乳腺癌的征兆。

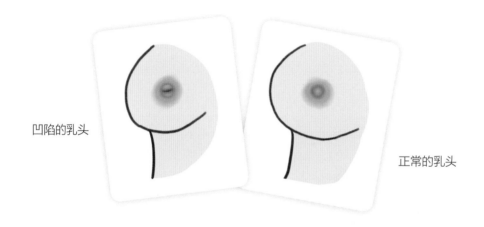

凹陷的乳头

正常的乳头

对于轻度乳头凹陷，可以通过按摩、提拉等方式改善。将手指对称地放在乳头两侧，由中心向四周均匀用力缓慢推拉，每次做 5 分钟，每天做 2 次。

日常生活保健

1 饮食以清淡、营养为主，忌吃辛辣刺激、烧烤、熏制、腌制食品，不喝含酒精及咖啡因的饮料。

2 调畅情志，避免动怒。平时培养自己的业余爱好，适当做些运动，听听音乐，养养花，种种草。

3 可用热敷、冷敷等方式缓解乳房胀痛，如果能冷热交替敷，效果会更好。

胸部健美操，
让乳房更健康

备孕女性可以经常做下面的胸部健美操，有助于促进乳房血液循环，使乳房更健康、更挺拔。

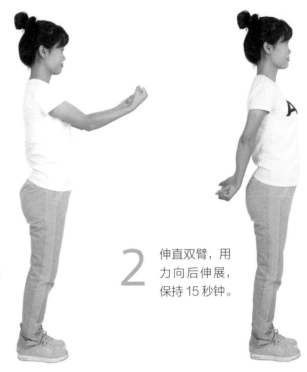

1 取站姿，双手握拳，双臂屈成90度并贴紧身体，尽量提高，保持10秒钟。

2 伸直双臂，用力向后伸展，保持15秒钟。

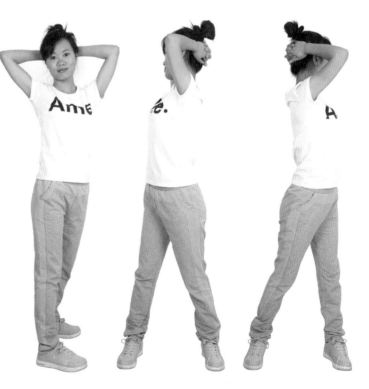

3 双脚分开，双手抱住后脑勺，身体向左、向右各转90度，重复做20次。

"三高"女性备孕，如何控制才好孕

"三高"是高血压、高血糖、高脂血症的简称。备孕女性若本身患有"三高"中的一种或多种，备孕就要格外注意。但也不用过度担忧，只要积极治疗，在病情稳定的情况下怀孕，同时在孕期做好定期检查，怀孕不是难事，安全度过整个孕期也不是难事。

高血压女性控制好血压更"好孕"

女性平时血压在140/90毫米汞柱或以上就是患有高血压病。女性怀孕前，首先要经医生检查确认血压高的原因，排除由于肾脏疾病或内分泌疾病引起高血压的情况。只要没有明显血管病变，一般高血压患者在血压降到正常范围后，在医生允许的情况下可以怀孕。

● 孕前要控制好血压

孕前患有高血压的女性怀孕后易患妊娠高血压综合征，且症状严重，多见于高龄孕妈妈。妊娠期高血压会导致蛋白尿及明显水肿，常出现并发症，如心力衰竭、肾衰竭等，容易导致早产、流产、胎儿发育迟缓等。所以在孕前就应将血压控制在正常范围内。备孕女性可以告诉医生自己打算怀孕，医生会将药物调整为适合孕妇使用的种类。

● 通过饮食、运动、调整心情来控制血压

在血压不是很高的情况下，注意通过低盐饮食、适量运动、调节情绪的方式来控制血压，避免过度劳累、睡眠不足。

● 慎重吃降压药

在备孕期间，若是必须用药，一定要听医生的建议，使用适合孕妇服用的药物。

● 定期量血压

在备孕期和孕期，女性要定期测量血压，若情况严重，应及时就医。保证每周至少测量血压2次。怀孕后更要注意监测血压，一般妊娠高血压综合征出现得越早，危险性越高。

糖尿病女性这样备孕很轻松

 树立信心

在夫妻双方都有糖尿病的情况下，遗传率为 5%~10%。所以，即便患有糖尿病，女性也要有充足的信心，相信自己能生下健康宝宝。

 孕前控制糖尿病

糖尿病一般在孕早期对准妈妈及胎儿影响较大，所以多数医生建议至少在糖尿病得到控制 3 个月之后再怀孕。同时，最好保持肾脏和血压水平都较好。

 降糖药换成胰岛素

目前常用的降糖药可通过胎盘进入胎儿体内，对胎儿影响较大，所以建议备孕女性在医生的指导下选择胰岛素治疗。如果在口服降糖药期间意外怀孕，一定要及时更换药物，并检查胎儿是否受影响。

 适当控制饮食

避免摄入过多糖分，含糖量较高的水果要慎重食用，如香蕉、荔枝、芒果等。要保证维生素、钙和铁的摄入。

高脂血症女性也能健康生娃

● 高脂血症对怀孕的影响

患高脂血症的孕妇发生妊娠糖尿病和妊娠糖耐量降低的概率增高，且高脂血症产妇出现羊水过多、胎儿宫内窘迫的概率明显增大。但千万别吓唬自己，这只是说与健康孕妇相比，某些妊娠期并发症出现的可能性增大，但并不一定就会出现那么多并发症。许多患有高脂血症的女性孕期都很顺利，也生下了健康的宝宝，要对自己有信心。

● 检查做仔细

建议患有高脂血症的女性孕前做详细的检查，如肝功能、体重指数评价等，医生会根据检查结果指导患者饮食和运动。经过治疗和调理后，可在医生指导下怀孕。另外，有高脂血症病史的女性在产检时应和医生沟通，并随时检测血脂情况。

● 饮食控制很关键

尽量避免高胆固醇饮食，加大运动消耗量，大多数人都能停药后再怀孕。

减肥降三高，控制腰围是关键

有研究称，减肥有助于降三高，还能增加怀孕概率。事实上，腰围已经成为判定肥胖的另一个重要指标。

● 标准腰围和如何测量腰围

既然腰围和健康紧密相关，如何测量，多少算是标准健康的腰围呢？世界卫生组织推荐的腰围测量方法：被测者站立，双脚分开 25～30 厘米，体重均匀分配。测量大致在脐线位置。将测量尺紧贴软组织，但不能压迫，测量值精确到 0.1 厘米。

按照《中国成人超重和肥胖症预防控制指南》中的定义，男性腰围正常值应小于 85 厘米，女性应小于 80 厘米。凡腰围超过 102 厘米、腰臀比（腰臀比 = 腰围÷臀围）超过 0.95 的男性或腰围超过 88 厘米、腰臀比超过 0.85 的女性，都可以判定为腹部脂肪沉积过多，俗称"大肚腩"（苹果型身材）。

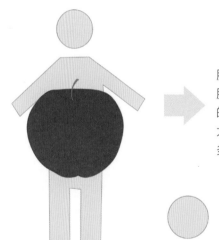

苹果型身材

脂肪多集中在中间部位的腹部及腰背部。腰腹部是肾脏、肝脏、胰腺等重要器官的集中地，腰腹部周围脂肪囤积，会加大高血压、高脂血症、冠心病、糖尿病、多囊卵巢综合征等疾病的危险。

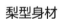

梨型身材

下半身较宽、上半身相对窄小，脂肪主要聚集在臀部和大腿。臀部脂肪属于好脂肪，可以降低坏胆固醇水平，提高好胆固醇水平，这类女性患心脏病、糖尿病等疾病的风险较低，更易长寿。女性臀部硕大意味着骨盆宽大，生育能力较强。

● 减肥应适度，微胖女性更好孕

有些备孕女性认为越瘦越好，造成另外一个极端，同样损害健康。脂肪在身体当中很重要，因为雌激素就是脂肪里面胆固醇合成分泌出来的。如果太瘦，没有胆固醇，分泌不出来雌激素了。

研究发现，怀孕前太瘦的女性，怀孕头 3 个月发生流产的危险会大大增加；微胖的女性怀孕成功的概率更高。

虽然在整个人群中，微胖是较好的身材，但具体到每个个体，还要具体分析。备孕女性不能只盯着胖还是瘦这一点，而是要关注平时饮食是否均衡、运动是否适量、生活是否规律。

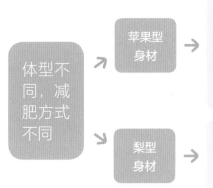

苹果型身材 → 应该改善生活方式，每天锻炼 1 小时，每周至少 5 天做中等强度的快走、慢跑等有氧运动。经常穿高跟鞋的女性最好常备一双平底鞋，可以提高其多步行的意愿。要多吃低热量、高膳食纤维的食物，如绿色蔬菜、水果、豆类等，尽量减少吃点心和加餐，控制食欲，七八分饱即可。

梨型身材 → 臀部大的人更容易发胖，即使减肥也容易反弹。臀部大的人要时刻注意脂肪的摄入量，严格控制体重，少坐，没事时多站起身活动一下。

● 三高患者运动各有侧重，锻炼不要盲目

高血压	高脂血症	糖尿病
运动应缓慢有节奏，体位变化不复杂，不过分低头（头不要低于胸部）、弯腰，不要闭气，否则会导致血压波动幅度加大。切忌"紧张"式的运动，避免对抗性，不拼胜负不计比分。下午 5~6 点时心脏跳动和血压的调节最为平衡，锻炼时间宜安排在下午和傍晚。	一天内要保证足够的运动量，计算摄入的热量和运动消耗掉的热量，保证消耗大于摄入。运动方式上提倡个人喜欢的运动，这样才能长期坚持，并在坚持的过程中培养兴趣，发挥潜能。	血糖控制不佳，明显低血糖或血糖波动较大者，应暂缓运动。比如空腹血糖 15.7 毫摩 / 升了，应该先用降糖药降糖，等把血糖控制平稳后，再进行运动。另外，运动前准备些健康零食，以免运动中发生低血糖反应。

甲状腺疾病
女性怎样调理才好孕

调适心情有助病情恢复

　　甲状腺疾病与个人情绪、性格有很大关系，性格急躁、情感丰富敏感、情绪不稳定的人，患甲亢（即甲状腺功能亢进）的概率比较大，一般甲亢患者发病前都会有生气、精神压力大的经历。长期心情抑郁、小心眼儿的人也是甲状腺疾病的高发人群。

　　因此，生活中应注意调整自己的心情，保持良好而平稳的情绪状态，尤其应该避免不良的精神刺激，以免加重病情。平时可适量多吃一些缓解压力的食物，做一些缓解心情的小运动，或者做一些能让自己专注或喜欢的事情等。

甲亢、甲减未控制前不宜怀孕

扫一扫，听音频

　　无论是甲亢还是甲减，在未治愈前都不建议怀孕。甲亢患者的血液中存在着一种长效甲状腺刺激素，有促进甲状腺功能的作用。若此时怀孕，这种物质可通过胎盘进入胎儿血液循环，引起胎儿暂时性甲状腺功能亢进。

　　胎儿在孕15周时即可吸收碘，合成甲状腺素。怀孕后治疗中给碘过多，必然会通过胎盘被胎儿吸收，宝宝出生后易发生甲减或甲亢等。因此，为了宝宝的健康，最好在甲亢、甲减控制以后再怀孕。

为什么备孕女性更受甲状腺疾病的青睐

目前甲状腺疾病的发病率非常高，我国近14亿人口中约有20%患有不同程度的甲状腺疾病。甲状腺疾病青壮年高发，与绝大多数育龄女性的年龄相重叠，且随着生育年龄的增加，备孕女性甲状腺疾病发病率呈上升趋势。

其实，甲状腺相关疾病的知晓率非常低，整体规范治疗率不足5%，很多人可能已经患上甲状腺疾病却因为不知晓而贻误病情。

因此，备孕期应及早检查甲状腺。如有异常，可以在医生指导下及早进行相关饮食指导及正规药物治疗。保持甲状腺功能状态良好，才有助生育健康聪明的宝宝。

甲亢患者饮食要限碘，并且热量充足

甲亢患者代谢率增高，热量消耗增多，如果补充营养不及时，可能长期处于营养不良的状态。因此，摄入的营养全面且均衡是最基本的健康保证，但要忌高碘海产品，如海带、紫菜、贻贝、海杂鱼、虾皮、海米，同时应选择无碘盐。

甲亢患者日常要注意眼睛护理

1 首先要避免用眼过度。出门最好佩戴墨镜，避免眼睛受到强光刺激和灰尘侵害。

2 睡觉时垫高头部，以便减轻眼部肿胀，如果眼睛闭合不全，睡觉时建议使用眼罩。

3 如果眼睛有异物感、感觉不适，不能用手直接揉眼，可以做转动眼球等运动。

4 饮食要限制钠盐的摄入，以减轻突眼症。

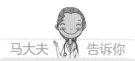

马大夫 告诉你

甲亢患者要多喝水

由于甲亢患者的基础代谢加快，出汗增多，容易导致体内水和矿物质过度流失，因此甲亢患者应该多喝水，及时补充身体丢失的水分。

甲减患者饮食要注意补碘、补硒

缺碘导致甲状腺功能减退（甲减）者体内甲状腺激素低于正常水平，碘元素是甲状腺合成甲状腺激素的必备元素，所以补充足量的碘十分重要。除了服用必要的碘制剂之外，日常饮食中要用碘盐，还应增加含碘较高的食物，如海带、紫菜、海鱼、虾贝等。但要注意，如果是桥本甲状腺炎导致的甲状腺功能减退，则应低碘饮食。

硒有助于维持甲状腺功能正常，身体缺硒会导致有害自由基增多，从而损伤甲状腺组织，引起腺体免疫功能遭破坏，损害甲状腺的正常功能。日常饮食可以通过食用富含硒的食物，如肉类、海产品、蘑菇、动物肝脏等进行纠正。

摄入抗压减压的食物

压力过大、焦虑、紧张等情绪都是引发甲状腺疾病的导火索，所以建议平时多摄入一些能够抗压减压，舒缓心情的食物。

香蕉

香蕉能使人的心情变得愉快舒畅。香蕉富含的钾有利于维持人体电解质平衡，使神经肌肉的兴奋性维持常态。所以，常吃香蕉可以缓解紧张情绪。

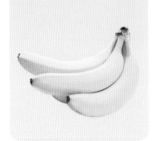

番茄

番茄含有的番茄红素是优质的抗氧化物，它能在压力产生时保护人体不受自由基伤害，减少疾病的发生。另外，人在承受较大心理压力时，身体消耗的维生素C比平时多，番茄含有的维生素C能及时补充身体消耗。

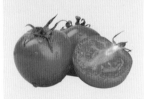

牛奶

牛奶富含钙，而钙是天然的神经稳定剂，有稳定情绪的效果。牛奶中的色氨酸有利于合成血清素，可促进睡眠，缓解疲劳。

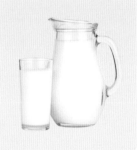

每天5分钟小运动，让心情快乐起来

运动会让人体释放具有免疫调节作用的内啡肽和其他神经肽，这些物质有助于稳定情绪，保持良好心情。每天早上留出5分钟做小运动，一周后就会发现身体轻盈，心情舒畅。

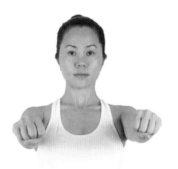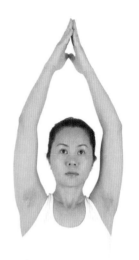

1 站立，双脚打开与肩同宽，收腹、夹紧臀部，双臂向前伸直，握拳。注意，不要耸肩。

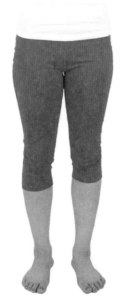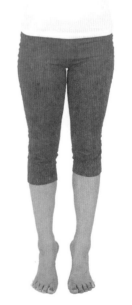

2 抬起脚跟，脚尖尽量向上拉的同时双臂向上伸展，双手逐渐合十，感觉从上到下身体绷紧成了一根线，站立5秒钟后放下脚跟，重复该动作10次。

贫血女性想怀孕先补血

新主张

缺铁性贫血药补放在第一位

孕前如果发现贫血，应到医院进行检查，确定原因和类型，有针对性地进行治疗。如果是缺铁性贫血，应该在医生的指导下补充铁剂。在口服铁剂 2 周后血红蛋白逐渐上升，一个月后贫血可能纠正。此后，仍需服用铁剂 2~3 个月甚至更长时间，以补充体内的铁储存量。如不能耐受口服铁剂，可改用针剂注射，同时配合服用维生素 C，以利于铁的吸收。必要时，可少量多次输血或输红细胞。对于巨幼红细胞性贫血，除了补充新鲜蔬菜和肝脏类食品外，还需要给予叶酸和维生素 B_{12} 治疗。

贫血的症状和判断标准

● 判断贫血的标准

成年女性是血色素低于 120 克 / 升，孕妇是血色素低于 110 克 / 升，即可诊断为贫血。造成贫血的原因有缺铁、出血、溶血、造血功能障碍等。原本就贫血的女性，妊娠后贫血会加重。

● 贫血症状

贫血的女性表现为面色苍白，伴有头晕、乏力、心悸、气急等症状，重度贫血时还会出现心慌、气短、呼吸困难、贫血性心脏病（长期、严重的慢性贫血引起心脏增大和心功能不全），甚至发生心力衰竭。

孕期贫血隐患多，备孕前需治愈

孕期贫血会使准妈妈发生贫血性心脏病、产后出血、产后感染、心力衰竭等的概率提升。胎宝宝也会因为孕妈妈贫血出现发育迟缓。新生儿有可能会营养不良，或患上胎源性疾病。

因此，备孕女性在贫血得到治疗，各种指标达到或接近正常值时才能怀孕。怀孕后还要定期检查，继续防治贫血。

贫血改善后可以用食补

如果经过一段时间治疗后，血常规检查正常了，可以通过食补补铁。

> 适量多吃含铁丰富的动物血、肝脏等，其次是红肉等。

> 不要在饭后短时间内喝茶，更不要喝浓茶，因为茶叶中的鞣酸可阻碍铁吸收。

另外，牛奶及一些中和胃酸的药物会阻碍铁吸收，所以，尽量不要将牛奶与含铁的食物一起食用。

四物汤治疗贫血

四物汤是中医补血、养血的药方，由当归、川芎、白芍、熟地四味药组成。

具体方法：取当归 10 克、川芎 8 克、白芍 12 克、熟地 12 克，用水煎成汤剂，每日服用 3 次，饭后 30 分钟服用。

生活细微处调贫血也很重要

1 保持心情舒畅，避免剧烈活动、劳累，以免发生急性脑缺血而晕倒。

2 不要轻易服用对造血系统有影响的药物，如磺胺类、解热镇痛药、保泰松、抗疟药伯氨喹等。如果因为疾病必须使用这类药物，要在医生指导下服药及备孕。对一些抗生素的使用应严格掌握适应证，防止滥用，使用过程中必须定期观察血象变化。

3 适当运动，可以根据兴趣选择几项健身项目，如瑜伽、快走、慢跑、游泳、跳舞、太极拳、五禽戏、健身操等，活动的强度以不感到疲劳为宜。

过敏体质女性备孕需要知道的事

有过敏性疾病的备孕夫妻一定要及早治疗

不同的年龄，可以发生各个不同过敏反应，不过，家族中具有过敏性体质的人不一定出现同样症状或同样的过敏性疾病，甚至具有过敏体质的人在未遇到一定数量过敏原时，也可以不出现任何症状，或者一辈子也未发生过敏性疾病。但具有家族史的患儿发生过敏性疾病时症状相对较重，治疗也较更困难。因此，患有过敏性疾病的备孕夫妻一定要及早治疗。

善用自然疗法抗过敏

过敏体质的人更容易患上过敏性鼻炎、过敏性哮喘、荨麻疹、湿疹等。有研究证明，父母有过敏体质，将来宝宝得过敏性疾病的概率也会比其他宝宝大。所以，过敏体质的女性在备孕前要注意。

自然疗法是最适合备孕女性的抗过敏方式，如按摩、茶疗、沐浴等方法，长期坚持，对提高抗过敏能力有很好的效果。

过敏体质要注意的细节

● 过敏体质对受孕有哪些影响

过敏体质，即女性体内的免疫系统处于紊乱状态，出现了原本不该出现的抗体。

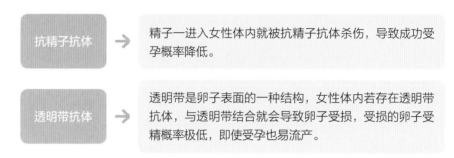

| 抗精子抗体 | → | 精子一进入女性体内就被抗精子抗体杀伤，导致成功受孕概率降低。 |
| 透明带抗体 | → | 透明带是卵子表面的一种结构，女性体内若存在透明带抗体，与透明带结合就会导致卵子受损，受损的卵子受精概率极低，即使受孕也易流产。 |

过敏体质的人还容易诱发免疫性自然流产，如 ABO 溶血、磷脂抗体、封闭抗体过低等，这些导致的流产都和免疫相关。

● 秋冬季节要提高皮肤御寒能力

温度变化是秋冬季节引起皮肤过敏反应的重要原因。对于易过敏的备孕女性来说，温度刺激是非常可怕的，温度与空气湿度、风、紫外线等环境因素配合起来，足以令皮肤丢失水分而变得脆弱，并容易发生过敏反应。因此，要想避免在秋冬季节出现过敏反应，就要提高皮肤的御寒能力，具体应做到以下三点。

1 加强运动。运动锻炼可以刺激血液循环，增强身体素质，进而提高抵御过敏的能力。同时，运动可以加强皮肤汗腺的分泌，提高皮肤表面湿度，促进新陈代谢，减少过敏反应发生。

2 皮肤保温。秋冬季节干燥而寒冷的北风，不仅吹干了皮肤的水分，还可以降低皮肤抵御能力，增加皮肤发生过敏反应的危险。因此，在秋冬季节外出时，最好穿上足够御寒的衣服，围好围巾。

3 皮肤保湿。皮肤越干燥，越容易产生过敏反应，而湿润的皮肤总是比干燥的皮肤更有能力阻挡外界的刺激。因此易过敏的备孕女性在秋冬干燥的季节，要注意给皮肤保湿。

在室内，可以使用加湿器，以及经常在有暖气的房间里洒水来保持空气湿润，避免皮肤过度干燥。

● 心情起伏会诱发或加重过敏

皮肤神经容易受到大脑的影响。情绪低落或沮丧，或者其他负面情绪，很容易导致皮肤血液循环不良，影响血液对皮肤营养的输送，促使皮肤细胞过早衰老，缺乏应有的抵抗过敏原的能力。而经常使心情保持愉快，可以增强皮肤的抵抗能力，减少皮肤过敏的发生。同时，当人处于紧张、应急状态下，交感神经兴奋，交感神经属于非自主神经，支配内脏系统，会引起内脏血管收缩、肠道蠕动减慢。

过敏性疾病同其他疾病有所不同，因为对其他疾病来说，只有不好的情绪会影响疾病的恢复，好的心情会让疾病恢复得更快一些。而对过敏疾病来说，不管是因为高兴还是因为悲伤导致的情绪波动过大可能都会加重过敏性疾病的症状，诱发过敏性疾病。想要让过敏性疾病尽快好起来，最佳的情绪是平和。

● 孕前 3 个月别吃抗过敏药

有些过敏反应症状较轻，一段时间后会自行好转，有些则需要靠药物来控制。过敏体质的女性备孕前或备孕时尽量别吃抗过敏药。对于需长期服药的过敏体质女性，备孕阶段最好请专业医师评估药物的安全性，选择对胎儿没有伤害的药物或减少药物剂量。

● 如何回避过敏原

1 花粉：白天尽可能不要待在室外，尤其是花粉指数高的时间，例如晴天的傍晚。清晨或者一场阵雨之后花粉指数最低；不要在室外晾晒衣物；花粉高峰期外出时要穿长裤、戴太阳镜、口罩；出游可以选择海边，因为海风会使空气中几乎没有花粉；也可以考虑选择一个少过敏原的国家或地区度假。

2 灰尘：去除家中地毯、挂毯等容易附着过多粉尘的物品；给宠物搞好卫生；擦洗地面和桌面时尽量使用清水，避免用吸尘器。

3 过敏食物：建议为自己建立一个过敏原观察笔记本，仔细记录过敏状态与环境、食物关系之间的变化。比如今天吃某种食物后，湿疹加重，暂停食物后湿疹减轻，两周后再小量试吃一次，如果湿疹再次出现或加重，就可以初定对这种食物过敏，并记录在本，两个月后再次小量尝试。反之，第二次试吃后没有任何过敏症状出现，那么就可以初步排除对此食物过敏的可能性。

按摩和茶疗，有效抗过敏

● 迎香穴：预防、缓解过敏性鼻炎

取穴方法：坐正位，在鼻翼的外缘中点旁，鼻唇沟中。

按摩方法：将食指指尖置于迎香穴，做旋转揉搓。鼻吸口呼，吸气时向外、向上揉搓，呼气时向里、向下揉搓。连做8~64次。

按摩功效：疏风解表、通利鼻窍，可预防和缓解过敏性鼻炎。

● 肺腧穴：预防、缓解过敏性哮喘

取穴方法：低头，找到第7颈椎，往下数3个突起的棘突下，左右各旁开1.5寸处。

按摩方法：用两手的拇指或食指、中指两指轻轻按揉肺腧穴，每次2分钟。

按摩功效：增强呼吸功能，使肺通气量、肺活量及耗氧量增加。

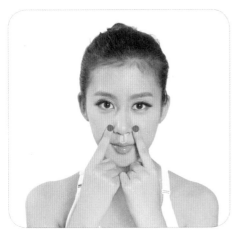

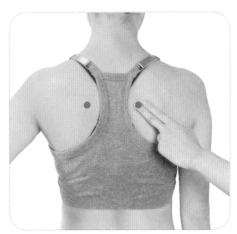

● 神阙穴：预防、缓解荨麻疹、过敏性鼻炎

取穴方法：肚脐的正中央。

按摩方法：将双手搓热，一只手掌盖住肚脐，另一只手在其上进行推拿，两只手可交换进行。

按摩功效：调理肠胃、理气通络，对荨麻疹、过敏性鼻炎、过敏性腹泻等都有很好的调理功效。

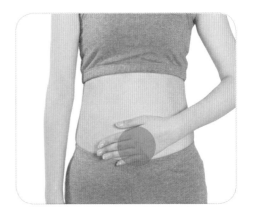

● 茶疗养生方

辛夷花紫苏茶

用料 辛夷花、紫苏各 4 克。

做法 取辛夷花与紫苏各 4 克，用开水冲泡饮用。

效用 解郁通窍，长期饮用有助于预防过敏性鼻炎。

双根大海茶

用料 板蓝根 15 克，山豆根、甘草各 10 克，胖大海 5 克。

做法 用开水冲泡，盖闷 20 分钟后即可饮用。

效用 清热、解毒、利咽，适用于过敏性咽炎者。

桑叶菊花饮

用料 桑叶 5 克，菊花、杏仁各 3 克，冰糖适量。

做法 将杏仁捣碎后，与桑叶、菊花、冰糖放入保温瓶中，加沸水冲泡，盖闷 15 分钟后饮用。

效用 可清热疏风，具有清肺润燥、清肝明目的功效，常用于夏季的肺热燥咳。

山楂玫瑰茶

用料 玫瑰花、山楂各 9 克。

做法 山楂切片，洗净；玫瑰洗净。将二者一同放入杯中，冲入沸水，5~10 分钟后即可饮用。每日 1 剂，连续服用 2~3 周。

效用 可以疏肝理气，有助改善面部痤疮、皮肤瘙痒等病症，具有极好的抗过敏作用。

马大夫 告诉你

不建议经常在密闭的场地运动

密闭的场地可能存在很多过敏原。人在运动时与平常相比呼吸量可增加 10 倍以上。如果运动空间内充满过敏原，那么过敏性鼻炎患者在运动时所吸入的过敏原也会比平常呼吸多，这对鼻腔的刺激可想而知。所以，过敏性鼻炎患者应在开阔通风的环境运动。

孕前接种疫苗，
预防孕期感染疾病

目前我国还没有专门为女性设计的怀孕免疫计划，针对某些传染性疾病，专家建议备孕女性应在怀孕前接种疫苗，以防孕期感染某些疾病，对胎宝宝产生不利影响。

疫苗	接种原因	接种时间	免疫效果	备注
风疹疫苗	孕期感染风疹病毒，容易在孕早期发生先兆流产、胎死宫内等严重后果，也可能会导致胎宝宝出生后先天性畸形或先天性耳聋	孕前3个月或更早	疫苗注射有效率约为90%，终身免疫	注射前先抽血检验自己是否有抗体，有则不必注射
流感疫苗	孕期感染流感病毒，容易导致准妈妈抵抗力低	孕前3个月	1年左右	
乙肝疫苗	乙肝病毒能通过胎盘屏障直接感染给胎宝宝，还可能使胎宝宝发育畸形	孕前9个月开始注射，需注射3次：从第1针算起，在此后1个月时注射第2针，6个月时注射第3针	免疫力可以达95%，免疫有效期在7年以上	先做"乙肝五项"检查，若无抗体则需注射3针
甲肝疫苗	肝脏在孕期负担加重，抵抗病毒的能力减弱，极易被感染；经常出差或经常在外面就餐的女性，更应该在孕前注射甲肝疫苗	孕前3个月	免疫时效为20~30年	先检查是否有抗体
水痘疫苗	孕早期感染水痘，可致胎宝宝得先天性水痘或新生儿水痘；孕晚期感染水痘，可能导致孕妈妈患严重肺炎	孕前3~6个月	终身免疫	先查一下自己是否有抗体，有则不必注射

专题 热点问题大汇集

备孕妈妈问 做 X 射线检查后多久可以怀孕？

根据 ACOG 及目前国内共识，妊娠期及哺乳期诊断性影像学检查认为，一般情况下，常规 X 射线成像、CT 和核医学成像技术的放射性线照射剂量低于导致胎儿有害的剂量。所以认为妊娠期必须要使用这些技术，不应将其排除在外。估认为孕前的 X 射线检查更没必要半年后再受孕。

备孕妈妈问 患有癫痫病可以怀孕吗？

癫痫是一种慢性发作性疾病，具有病程长，反复发作等特点。对于患者来说，是一种折磨身体、精神，并影响结婚生子的疾病。

女性怀孕后会加剧癫痫的发作，甚至使癫痫发作频繁；抗癫痫药物有一定的致畸作用，孕期也需要谨慎用药。因此，患有癫痫的女性如果要生育，一定要提前咨询医生，并在医生的指导下稳定病情，谨慎怀孕。

备孕妈妈问 以前总吃减肥药，会影响怀孕吗？

会有一定的影响。一般情况下，减肥药或以阻止人体吸收脂质和糖类等营养物质，或以增加人体基础代谢率，或以降低食欲的方式达到减肥的目的，服用过程中可能存在一定的不良反应。如果在经期服用减肥药，可能导致月经紊乱、多尿或排尿困难，或出现心慌、焦虑等，甚至会闭经。因此，女性如果想减肥，应通过调节饮食习惯配合适量运动来达到减肥目的，避免服用减肥药。

很久未孕别灰心，
人工受孕也能好孕

备孕1年未果，需做不孕检查

女性需要做的检查

不孕的女性在接受检查时应该充分与医生配合，摆正心态，不用觉得不好意思，更没必要过度紧张和有所隐瞒。

检查项目	检查内容
询问病史	男女双方的结婚年龄、现年龄、健康状况，是否分居；性生活状况，采用过何种避孕方法及使用时限；有无结核病，特别是腹腔结核，有无内分泌疾病，有无有害气体接触史及是否采取防护措施
月经及生育史	初潮年龄、周期、经期、月经量、经血颜色，有无痛经，是原发性不孕还是继发性不孕，过去流产及分娩情况，有无产后感染状况
全身检查	发育、营养情况，尤其是第二性征发育情况。过度肥胖的人易出现内分泌紊乱，过于消瘦的人则可能患有慢性消耗性疾病。还应特别注意甲状腺、肾上腺、垂体的情况，并做必要的检查
妇科检查	初步了解阴道、输卵管、子宫、卵巢的情况，例如子宫的大小、位置是否正常，子宫、卵巢有无肿块、压痛，子宫有无抬举痛，附件的活动度等
特殊检查	主要进行卵巢功能检查（包括子宫颈黏液结晶检查和阴道脱落细胞检查、基础体温测定）、输卵管通畅性检查、同房后试验、腹腔镜及宫腔镜等

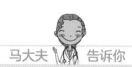

马大夫 告诉你

诊疗不孕不育需要知道的事儿

1. 选择医院要谨慎。选择诊疗的医院应该综合考虑医院的环境、距离、医生资质、成功率，而不是听别人介绍或只看广告宣传，不实地考察。
2. 不盲目吃药。患有不孕不育的备孕夫妻，切不可盲目吃药。在专业医生的诊治下，遵从医嘱，配合治疗。
3. 保持心态平和。如果选择辅助生殖技术，如试管婴儿、体外受精，备孕夫妻也要综合考虑各种因素做出选择，同时要调整心态，不要强求100%的成功率。
4. 夫妻一起去医院。最好是夫妻双方一起去医院检查，一方面可以更准确地找到原因，另一方面也可以给对方信心。

男性需要做的检查

男性不育的原因很复杂，影响生育的环节比较多，检查起来也比较困难。抓住重点，可以达到事半功倍的效果。

● 常规检查

检查项目	检查内容
精液检查	通过镜检检查精液颜色、精液黏稠度、精液量、精液透明度、精液液化情况、精子活动率、精子活动力、精子数量、精子形态等
B 超检查	通过阴囊 B 超检查是否患有精索静脉曲张、附睾炎、附睾结核、睾丸鞘膜积液等；通过 B 超做腹腔检查，以发现有无腹腔内睾丸、慢性前列腺炎等
验血查激素	通过验血测定性激素，进行各种激发试验等，以便检查是否有生殖内分泌功能障碍
基因检查	检查染色体及基因是否存在异常的情况等

● 辅助检查，进一步确诊

检查项目	检查内容
询问病史	是否有长期发热、腮腺炎、睾丸炎、精索静脉曲张、睾丸外伤、隐睾、睾丸鞘膜积液等可能影响生育的疾病；同房时有无不射精及同房频率如何等
全身外观检查	查看体态和外形，看有无女性化表现、向心性肥胖、腹部紫纹、多毛症等皮质醇增多症表现
生殖器官检查	查看是否有阴茎发育不良、阴茎异位、小阴茎、包茎、尿道狭窄、尿道上下裂等

弄清不孕和不育

扫一扫，听音频

对于拥有规律性生活，并且不采取避孕措施，年龄在 25 岁左右的正常夫妻来说，每月大约有 1/5 的机会怀孕。约有 90% 想要孩子的夫妻会在 1 年内成功受孕，另外 10% 不能怀孕的夫妻就被称为不孕夫妻。

不孕和不育的区别

不孕和不育是有区别的。不孕主要是由于精子或卵子的异常、生殖道的障碍使精子与卵子不能相遇、结合或着床。不育是指有过妊娠，但均以流产、早产、死胎或死产而告终，也就是精子与卵子已结合，在子宫内膜着床后，因胚胎或胎儿生长障碍、娩出障碍或新生儿死亡而导致不能获得存活的婴儿。有时，不孕和不育是很难区分的，常被笼统地称为不孕症。习惯上，把女性病因引起的不孕称为女性不孕症，男性病因致配偶不孕者称为男性不育症。

不孕症的诊断年限

有关不孕症的诊断年限，国内外的妇产科专家尚未有统一意见。受结婚及生育年龄的后延以及环境因素的影响，世界范围内的不孕人口都在增加。为了临床上早诊断、早治疗，世界卫生组织在 1995 年编写的《不孕夫妻标准检查与诊断手册》中规定，不孕症的诊断年限为 1 年。这一规定逐渐得到了妇产科学界及生殖科学界的认同。所以，如果想要孩子而 1 年内还没有怀孕，就应该及时就诊。

编辑手札

不要轻易认为自己不孕

不孕不育症的诊断有明确的规定：夫妻未采取避孕措施，规律地进行性生活，1 年内未孕，才会被诊断为不孕症。有的备孕夫妻尝试 3 个月未孕，就不淡定了，开始去医院看生殖门诊。备孕的夫妇要保持平和的心态，放松心情。

常见的不孕原因

激素紊乱会阻碍怀孕

● 利用激素调理要顺势而为

在利用激素调理身体时要顺势而为，激素水平低的时候就让它低，激素水平高的时候让它高；该出现这种激素的时候要帮助它出现，不该出现的时候不要人为地补充。千万不要反其道行之，乱用激素，破坏激素正常的变化规律，把内分泌搞乱了，这样不利于生育。

● 性激素有规律是排卵的前提

性激素对于想要宝宝的女性来说非常重要。正是激素有规律的变化和精确的配合，才促成每月一次的排卵，使怀孕成为可能。育龄女性每个月都会来月经，这是子宫内膜因为受到卵巢激素的影响而发生周期性变化的结果。而卵巢功能受垂体控制，垂体的活动受下丘脑的调节，下丘脑又接受大脑皮层的支配。下丘脑－垂体－卵巢被合称为女性的性腺轴。稳定的性腺轴建立起来，每月排卵才能顺利实现。

● 女性雄性激素水平较高会影响生育功能

激素与月经周期、身体发育状况关系密切。如果女性雄性激素高于正常标准，很容易导致月经不规律，继而出现排卵不规律。这样一来，女性的生育功能就会受到影响。

● 男性也会内分泌紊乱

下丘脑、垂体、睾丸是调节男性性活动的主要内分泌腺，又被称为下丘脑－垂体－睾丸轴。这三个腺体的任何病变都可能影响男性的内分泌而导致内分泌功能紊乱。

滴虫性阴道炎可能引起不孕

滴虫性阴道炎是由阴道毛滴虫引起的，是一种常见的性传播疾病。滴虫阴道炎可以吞噬精子，阻碍乳酸生成，杀死阴道中的精子，所以说滴虫性阴道炎可能导致不孕。

● 滴虫性阴道炎症状

阴道毛滴虫的潜伏期为 4~28 天，一部分女性在感染初期并无症状，等时间一长，就会感到阴道分泌物增多、外阴瘙痒，并伴有灼热、疼痛、性交痛等症状。阴道的分泌物为稀薄脓性、黄绿色、有臭味。如果合并尿道感染，可伴有尿频、尿痛症状，甚至出现血尿。

● 治疗期间每次月经后复查

滴虫性阴道炎经常会在月经后复发，因此每次月经结束后要复查阴道分泌物。经过 3 次检查，滴虫均为阴性，才表示治愈。同时要注意外阴清洁，最好每天清洗外阴，勤换内裤。为避免重复感染，内裤及洗涤用毛巾要在沸水中浸泡 5~10 分钟，以消灭病原体。不要去公共场所洗澡、游泳；有外阴瘙痒症状时，要去医院，不要抓挠，以免外阴皮肤黏膜破损，发生感染。

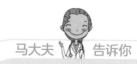

马大夫 告诉你

妻子得了滴虫阴道炎，丈夫也要治

滴虫阴道炎主要由性行为传播，男性在感染滴虫后通常无症状，不易发觉，从而成为感染源。如果妻子得了滴虫阴道炎，丈夫也应同时进行治疗，并且在治愈前避免无保护同房。

● 临床上常用甲硝唑来治疗

甲硝唑是临床上治疗滴虫性阴道炎的常用药物，但是甲硝唑会透过胎盘到达胎儿体内，也会通过乳汁传递给孩子，孕 20 周前和哺乳期禁用甲硝唑。因此，备孕期一定要把滴虫性阴道炎治好。

输卵管不通常引起不孕

女性不孕者中有 20% ~ 30% 是由于输卵管因素所致。输卵管的器质性病变如炎症、粘连或肿瘤所致的输卵管狭窄、阻塞及输卵管痉挛等，是引起不孕的重要原因。

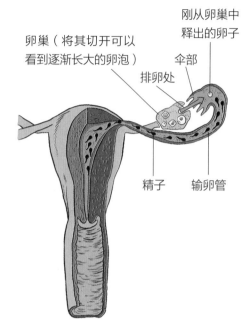

精卵相会的通道——输卵管

● 如何判断输卵管是否通畅

临床上经常通过输卵管试验了解输卵管是否通畅。

常见输卵管通畅试验

试验名称	具体方法及优点
子宫输卵管碘油造影	子宫输卵管碘油造影是通过子宫颈管向子宫腔内注入碘剂，在 X 射线下与周围组织形成明显的对比，使宫腔和输卵管显影，从而了解子宫及输卵管内的情况
超声下输卵管造影	有的女性对某些造影剂过敏，这些女性应该提前向医生说明，在医生指导下选择适合自己的、不伤害身体的造影剂。造影不但能够提示输卵管是否通畅，阻塞的部位，还可以观察子宫腔的形态
宫腹腔镜联合检查	这种检查可以迅速帮助患者找到不孕的原因，并查看输卵管间有无粘连的情况。术后联合输卵管通液术，还可以检查输卵管内部是否堵塞和粘连
输卵管镜检查	用输卵管镜为患者检查时，不仅无创伤，而且可以明确判断输卵管疾病出现的原因，从而对输卵管疾病进行治疗

Chapter 4 很久未孕别灰心，人工受孕也能好孕一

● 输卵管不畅的治疗手段

治疗手段	治疗目的
通液（通水）	疏通管腔
中药和理疗（微波、敷盐等）	促进局部血运，解痉
腹腔镜手术	松解粘连，伞部造口，去除异位的子宫内膜等
输卵管镜插管	去除息肉和碎片，疏通管腔

上述手段中，通液、中药和理疗治疗简便，没有太多不良反应，多数医院都能做；腹腔镜和输卵管镜插管则对设备和医生的经验有一定的要求。另外，术后一年再阻塞率为30%。

究竟采用哪种治疗手段，要看个人的具体情况。如果是近端不畅，经过通液或手术治疗，有效率约为50%。如果是远端不畅，根据文献资料统计，有效率约为25%，同时异位妊娠率有5%。如果伞部黏膜形态差，则有效率更低些。

编辑手札

医生选择治疗手段的依据

医生在面对各种治疗选择时也可能会犹豫。一般来讲，影响医生决策的因素包括患者的具体情况、医院实施各种技术手段的实力、医生自己的喜好以及患者的要求。医生如果觉得患者输卵管情况还好，年纪也轻，卵巢储备能力还不错，一般会建议先用各种手段治疗输卵管。如果觉得患者输卵管情况差，通常会建议患者做试管婴儿。

精子形成或输送障碍

● 精子形成障碍

男性不育的原因中，精子形成障碍最为常见。精子形成障碍中，如果是属于精子本身存在异常的话，有可能与精子的数量问题有关。

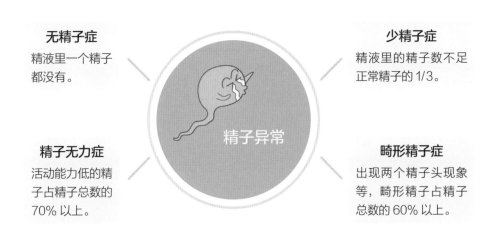

无精子症
精液里一个精子都没有。

少精子症
精液里的精子数不足正常精子的 1/3。

精子异常

精子无力症
活动能力低的精子占精子总数的 70% 以上。

畸形精子症
出现两个精子头现象等，畸形精子占精子总数的 60% 以上。

● 精子输送障碍

精子输送障碍是指精子从睾丸里释放出来之后没有被排出体外，而是被堵塞了。精子输送障碍存在下面几种情况。

1 逆行性射精：只是患者将精液摄入膀胱内，而不是像正常向前经尿道射出。

2 先天性输精管异常：指先天性没有输精管，精子无法被输送出去。

3 疝气手术后遗症：疝气手术后输精管被错误结扎起来。

4 睾丸上体炎、睾丸炎：由结核、尿道炎感染等引起的病症，容易引发输精管堵塞、睾丸异常等。

● 性功能障碍

性功能障碍可能只是心理性问题。不孕不育的夫妻中，性功能障碍的困扰约占 30%。而大部分原因都与压力有关系，不管是在备孕过程，还是在治疗不孕不育过程，放松心态非常重要。

不孕不育有哪些征兆

女性不孕的征兆

备孕女性要注意，很多疾病对女性的生育能力是有影响的，如果有以下症状，就要提高警惕了。

● 按压指甲过后几分钟仍然很白

所有人按压指甲后指甲都会变白，但如果持续几分钟都没有恢复，就有可能是贫血。不少女性，尤其是月经期出血较多者都会贫血，严重贫血会出现性欲减退的情况，即使怀孕，也有可能影响胎儿发育。

缺铁性贫血的女性应多吃富含铁的食物，也可以在医生的指导下服用铁剂。

● 私密处毛发疯长

如果大腿内侧的毛发愈发浓密，并有向腹部转移的趋势，形状从三角形变为正方形，这有可能预示着患上了多囊卵巢综合征；也许是因体内激素水平失衡，雄性激素占了上风所致。

多囊卵巢综合征会刺激毛发生长，扰乱排卵，不少女性会因此无法正常受孕。一般来说，可以通过服用药物来平衡性激素。

● 嘴唇容易干裂

嘴唇容易干裂是由于缺水或缺少维生素 A 导致的。缺乏维生素 A 容易导致不孕和胎儿出生缺陷。年轻女性每天至少要摄入 700 微克维生素 A。除了多吃动物肝脏、胡萝卜外，还可以咨询医生，找到最适合自己的营养补充剂。

● 手指莫名肿胀

手指无缘无故肿胀，在排除摄入高盐、服用避孕药等因素后，就要考虑是不是甲减导致的。甲减会影响甲状腺激素水平，导致代谢紊乱，怀孕后会影响胎儿的大脑发育。因此，备孕女性如果发现此症状需要及时就医。

男性不育的征兆

从备育男性的角度来说，若患有不育症，会在早期通过种种迹象发出警报。

● 射精不正常

少数男性不育症是由男性性功能障碍造成的，如阳痿、早泄、遗精等。其中，大多数性功能障碍者是因为精神方面的因素造成的，如工作忙、压力大、过去有性交失败的经历等。也有因为身体本身出现某些问题所致，如勃起的血管或神经出现了障碍。

若备育男性患有高血压、动脉硬化、糖尿病、睾丸疾病、肾脏病、甲状腺疾病、肝脏病、脑或脊髓疾病等，也容易出现性功能障碍。

● 营养缺乏或过剩

研究表明，若营养缺乏，如摄入蛋白质质量不高、摄入热量不足、维生素和矿物质缺乏等，都会使人体的内分泌腺体功能发生改变，进而影响生精功能。

相反，若营养过剩，也会造成男性生育力降低，这是因为营养过剩会导致男性的睾酮水平下降、雌激素水平上升，从而出现阳痿、生精障碍。

● 生殖器官有异常

睾丸是精子形成的地方，每个男性都有两个睾丸。如果男性睾丸发生异常，如双侧隐睾、单侧隐睾等，都可导致男性不育。

阴囊内有重要的男性生殖器官——睾丸和附睾。阴囊外伤会直接影响睾丸和附睾的功能，从而影响男性的生育能力。

男性生殖器官包括外生殖器官、附睾、睾丸、副性腺等任何一个部位受到病菌感染，则可发生炎症，对生精能力都可能造成影响，导致男性不育。

● 精神和心理障碍

精神和心理的因素也会影响男性的生殖功能，导致男性生育力低下，严重的话还会导致男性不育。这是因为精神状态不稳定会使男性机体神经内分泌功能紊乱，从而影响睾丸的生精能力，干扰精子的生成。

总之，治疗男性因素所引起的不育，首先应该找到男性不育的真正原因，再对症下药，有针对性地加以治疗。

从不孕治疗到人工受孕

扫一扫，听音频

不孕治疗方案取决于备孕夫妻的不孕原因、年龄、尝试备孕时间以及个人意愿。下图显示了评估不孕的步骤，以及基于评估做出的治疗方案。

绝大多数夫妇会从价格最低廉、侵入性最低的治疗开始。如果受孕没有成功，则选择下一步治疗。在治疗过程中，医生通常会建议进行 3 次尝试再转移下一项治疗。

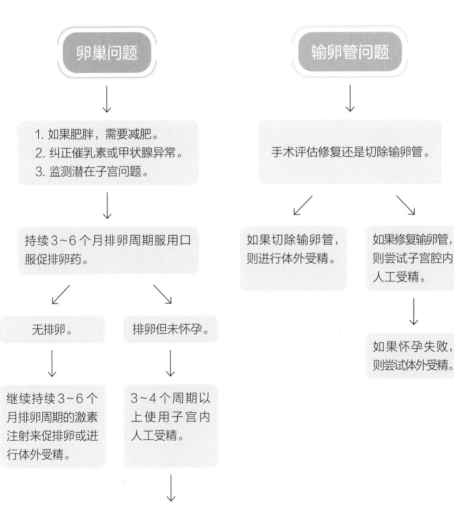

一些夫妇选择激进的做法，一开始就接受体外受精。其实并没有必要，许多夫妇在侵入性更小、价格更便宜的治疗措施下就可以顺利怀孕。

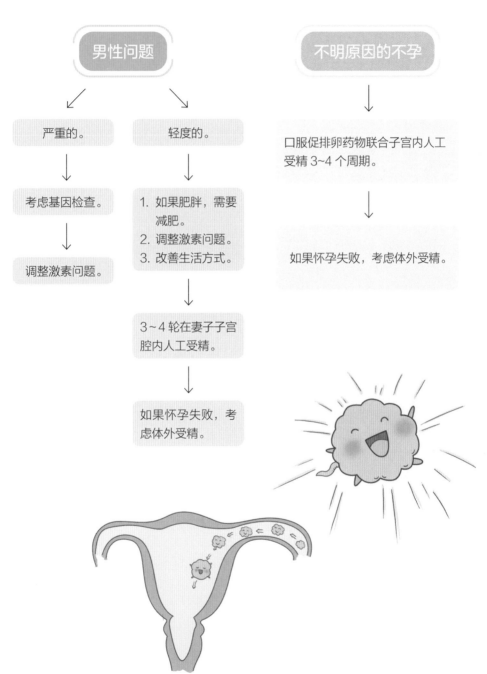

男性问题

严重的。

考虑基因检查。

调整激素问题。

轻度的。

1. 如果肥胖，需要减肥。
2. 调整激素问题。
3. 改善生活方式。

3~4 轮在妻子子宫腔内人工受精。

如果怀孕失败，考虑体外受精。

不明原因的不孕

口服促排卵药物联合子宫内人工受精 3~4 个周期。

如果怀孕失败，考虑体外受精。

正确认识促排卵

促排卵药的选择因人而异

氯米芬比较常用，作用于下丘脑。下丘脑是整个系统的司令部，司令部在氯米芬的影响下，发出一个命令给下级机关——垂体，于是垂体释放出促卵泡激素和黄体生成素给基层单位——卵巢，促使卵巢中的卵泡发育。

但是有些人并不适合用氯米芬，比如卵巢功能低下者没有下丘脑－垂体－卵巢轴或者该轴的功能性不好。这类人群最好用人绝经期促性腺激素。人绝经期促性腺激素并不作用于下丘脑，而是直接作用于卵巢。

雌激素与氯米芬双管齐下效果更佳

几乎所有妇产科医生在诱发女性排卵时都会使用氯米芬，然而研究一下医生开出的处方就会发现，即使同样使用氯米芬，也会有所不同。

如果氯米芬用量达到 100 毫克以上，一般会加用雌激素，因为氯米芬有少量抗雌激素作用，宫颈分泌物可能比较黏稠，精子不易进入体内。一般来说，医生会在月经第 8 天开始加一片补佳乐（一种雌激素）。

最简单的处方：服用 5 天量的氯米芬，而没有其他辅助措施。

完善一点的处方：氯米芬＋补佳乐，医生知道氯米芬有抗雌激素作用，因此通过服用补佳乐来提高雌激素，帮助卵泡发育。

什么样的人适合诱导排卵

年龄在 35 岁以下，已经被诊断为因激素不平衡而导致月经不规律的女性，进行诱导排卵是最容易成功的。诱导排卵可以帮助患有多囊卵巢综合征的女性、不能正常产生黄体生成素而妨碍卵泡排出的女性，以及因为排卵后的黄体阶段不能产生足够的黄体酮而无法保证受精卵在宫内顺利着床的女性。

对促排卵药的认识误区

对促排卵药物的使用有两个误区：一种是太轻率，随便使用；另一种是过于慎重，虽然有需要，但是迟迟不用。有些女性为了追求双胞胎，即使自身的排卵功能良好，也要使用促排卵药物，祈求多胞胎的奇迹。相反，有些女性自身存在排卵障碍，本应听从医生的建议，适时适量使用促排卵药物，却由于存在过多疑虑，因不吃促排卵药物而延误了最佳怀孕时间。

药名	适用人群
氯米芬	氯米芬是最常用、最具代表性的诱发排卵的药物，它适用于无排卵但体内有一定雌激素水平的女性
人绒毛膜促性腺激素	具有促黄体激素的作用，在卵泡发育接近成熟时用药可以促进排卵，注射人绒毛膜促性腺激素后，第 2 天就会排卵
来曲唑	来曲唑属于芳香化酶抑制剂，月经第 3 天或者第 5 天开始服用，每天 1~2 片，一共用 5 天
果纳芬	注射果纳芬是为了在卵巢内"募集"更多卵泡，一般注射 10 天左右，这段时间多个卵泡会同时发育，观察卵泡的生长情况，增大到一定程度准备取卵
溴隐亭	适合无排卵伴有高泌乳素血症者

试管婴儿技术带来好孕

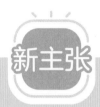

新主张

肥胖、吸烟会降低体外受精成功率

烟草中的有害物质会影响营养物质的吸收，导致子宫吸收不到足够的营养，让被"保送"进来的受精卵很难在这里长期安家。

如果女性过胖，体内脂肪过多，由脂肪转化的性激素就会增加，使激素比例失调，易出现卵巢疾患而降低体外受精成功率。

人工受孕，懂细节成功率更高

如果需要进行辅助治疗，就要做好时间、身体及心理上的准备工作。夫妻二人要沟通好，一起参与；确保工作与检查、治疗不冲突，不要因忙乱而弄得自己压力很大；饮食要健康，让身体更强壮；每周至少进行 3 次 30 分钟有氧运动，以利于血液循环；保持良好的情绪，做好充分的心理准备。

微信扫描本书封二二维码
您每周获得的权益主要有

热点资讯/精选好书

什么是试管婴儿技术

试管婴儿技术即体外受精技术，从女性体内采集卵子，从男性体内采集精子，在体外人工控制的环境中完成受精过程，然后将早期胚胎移植到女性子宫内，让受精卵在子宫中继续生长发育，最后完成生育。利用体外受精技术产生的婴儿称为试管婴儿，这些孩子也是在妈妈的子宫内长成的。可以说，试管婴儿技术等同于体外受精。

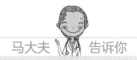

马大夫 告诉你

做试管婴儿必须经过审核批准

试管婴儿技术并不是任何人都可以做，而且也不是所有医院都可以开展的。法律对开展试管婴儿技术的医院有要求。当然，医院要开展此项技术，必须要经过国家卫生部门的审核批准才行。所以有资质做试管婴儿的医院都是经过认可的，医疗质量也是过关的，可以放心就医。

体外受精的优缺点

优点

1. 体外受精的成功率正逐渐升高。
2. 是辅助受孕方式中最切实有效的一种。
3. 对一些夫妻来说是怀孕的唯一机会。

缺点

1. 费用昂贵。
2. 非常耗费时间。
3. 需要感情和身体的支持。

这些女性"试管婴儿"成功率高

试管婴儿技术治疗成功率一般是由临床妊娠率来判定的，即临床妊娠周期占胚胎移植周期的比例，而临床妊娠指胚胎移植后 28～30 天阴道超声观察到宫腔内妊娠囊。

受患者的选择、临床治疗方法、实验室技术等因素影响，不同的试管婴儿中心成功率有所差异。一般试管中心移植周期的成功率是 30%～50%，部分试管中心移植周期的成功率为 60%～70%。

25～35 岁的女性做试管婴儿成功率要高于整体人群平均水平（30%～40%），有的试管婴儿中心的数据显示，25～35 岁女性成功率能达到 50% 以上。

35 岁以后，成功率会逐渐下降，40 岁时只能达到 20% 左右。

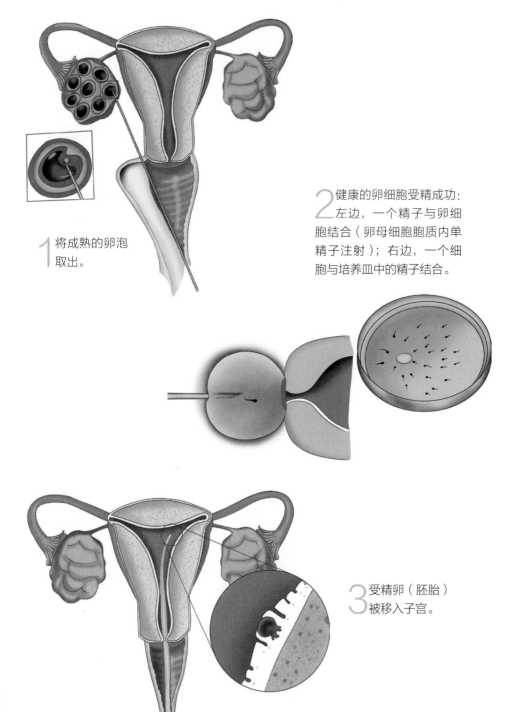

1 将成熟的卵泡取出。

2 健康的卵细胞受精成功：左边，一个精子与卵细胞结合（卵母细胞胞质内单精子注射）；右边，一个细胞与培养皿中的精子结合。

3 受精卵（胚胎）被移入子宫。

一眼看懂体外受精

试管婴儿手术前后备孕夫妻要知道的细节

● **做试管婴儿前的检查和准备**

做试管婴儿前的检查和准备

> 在试管婴儿移植前，需要女方在月经来潮的第 2~4 天抽血化验女性激素水平，以间接了解卵巢储备能力。
>
> 输卵管通畅性检查的报告：子宫输卵管碘油造影的 X 射线片、B 超下通液的报告或腹腔镜检查或开腹手术的医院证明均可。
>
> 做试管婴儿移植前，还必须准备好结婚证、身份证、计划生育服务证明。
>
> 近半年来男方的精液常规实验室检查报告。
>
> 男女双方进行有关传染病和性病的筛查、内科疾病的筛查报告等。
>
> 是否排卵的检查：一年内的子宫内膜病理报告和近 3 个月的基础体温单。

● **做试管婴儿前备孕夫妻需注意的细节**

1 停止抽烟，避免喝酒。抽烟可能会降低妊娠成功率，酒精可能在治疗过程中影响疗效。

2 慎重服药。一些药物可以干扰药效、排卵和胚胎的种植。如果必须服药，要咨询医生。

3 补充叶酸，每日 400 微克。有助于预防胎儿畸形。

4 有无任何身体不适，即使感冒都要告诉医生。

5 合理饮食、适当运动、睡眠充足。

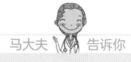

马大夫 告诉你

试管婴儿几乎没有副作用，不必太担心

以目前的技术，除了极少部分人可能在胚胎植入后会出现卵巢过度刺激综合征（暂时性的腹胀、少尿、口渴、腹水等症状）外，几乎无任何副作用。不适症状 2~4 周基本消失，因此不必太担心。做试管婴儿不用住院，胚胎植入后只要在医院休息观察 0.5~1 小时即可。

Chapter 4 很久未孕别灰心，人工受孕也能好孕

● 移植手术后女性需注意的细节

移植手术完成后，女性会被推送到休息室，在那里休息数十分钟至数小时。之后就可以离开诊室。越来越多的证据显示，体外受精之后没有必要卧床休息，事实上，卧床休息有时会带来压力，对移植成功反而不利。

尝试恢复日常生活。卵巢仍旧处于增大状态，所以最好避免剧烈运动以防产生不适。同时，也没有必要在家里蹑手蹑脚、小心翼翼地生活。试着放松，需要12天左右的时间进行早孕测试。

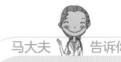

马大夫 告诉你

冷冻多余的胚胎

在一次体外受精中，未移植的健康胚胎会通过低温贮藏的方式进行冷冻保存。这样可以供后续使用。如果第一次体外受精失败，可以用冷冻胚胎进行二次尝试。如果成功怀孕了，想在将来生育更多的孩子，可以在数年之后再次使用冷冻的胚胎。

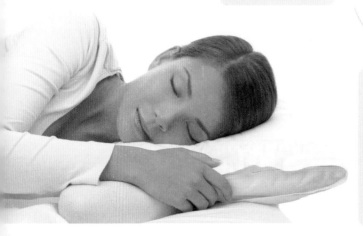

许多女性会感到轻微肿胀、痉挛、便秘以及乳房胀痛，这是由于高黄体酮及雌激素水平导致的。体外受精完成后短时间内，发现阴道出血或有透明液体也是很正常的，这是由于之前擦拭宫颈造成的，并不是异常或者流产的征兆。

体外受精有可能尝试几次才能成功。在第一次体外受精时，如果没有怀孕，或者没有保胎成功，医生会仔细评估整个治疗过程，不断完善治疗方案，以增加下一次成功的概率。

体外受精失败会令人沮丧和失落。放轻松，要有这样的心理准备，体外受精有时和重大发明一样，虽然经过坚持不懈的努力，结果可能也是失败的。

显微受精

到目前为止，体外受精被认为是治疗女性不孕的最有效方法。但如果是男方原因引起的不育，如精子数量少、形态不佳、活跃性低等问题，这时普通的辅助生育技术效果不明显，而显微受精技术能很好地解决这一问题。

在显微镜下，用极细的针管通过卵膜将一个精子注入卵细胞的细胞质中，就是显微受精技术。除了这一步，其他环节都跟试管婴儿技术相同。

实施显微受精技术的对象

1 如果是重症不育男性患者，显微受精技术可使妻子成功受孕，但并不是只要注入精子，卵子就能受精，只有精子携带的遗传物质是正常的才行。

2 如果男性患有输精管堵塞性无精子，可在睾丸或附睾取精子，再进行显微受精。

3 精子稀少、活跃度低、畸形等患者，普通体外受精失败的患者，高浓度精子抗体患者，在接受化疗和抗癌治疗前低温保存精子的癌症患者，脊椎受伤患者及其他射精障碍患者、逆行射精患者等都可尝试显微受精。

实施显微受精技术的成功率

利用显微技术得到的精子受精成功率可达 66.67% 以上，通过其他方式得到精子的成功率为 50%。受精后有 80% 的胚胎可正常发育，这些正常胚胎中有60% ~ 65% 可用于移植或低温保存。

实施显微受精技术的危险

有学者跟踪研究显微注射技术的危险性，在对 1584 名利用该技术妊娠的胎儿进行绒毛膜检查后发现，该人群的畸形发病率和普通情况一样，都为 3% ~ 4%，但是染色体异常的案例中约有 2/3 是父亲引起的。所以即使采用了显微受精技术，在产前检查时也要检查染色体异常情况。

备孕妈妈问 我被诊断为"后倾子宫",请问是否会造成受孕困难?

马大夫答 不会。子宫倾斜度与任何一种已知的不孕病因都没有直接关系。就像人的鼻子可以上翘或下榻,子宫也可以。绝大多数子宫会向宫颈口水平向前倾。如果子宫后倾,则是正常的解剖变异。子宫位置的变化还有其他一些原因。视膀胱的充盈度以及身体所处的姿势,子宫位置有时会是前倾位,有时是后倾位。

备孕妈妈问 害怕促排卵药对人体有害,可否不使用而完成体外受精?

马大夫答 一般卵巢在一次月经周期中只排出一个卵子,不使用促排卵药的体外受精会降低一半以上的受孕成功率;对于高龄备孕夫妻而言,受孕成功率更低。考虑到费用和时间成本,其实不使用促排卵药更划不来。

但是在使用了促排卵药物后,卵巢会在激素的诱导作用下排出多个卵子,以此来增加妊娠的发生率。现在市面上已经出现了较为温和的促排卵药,只要按照医生的嘱咐使用,就不会过分干扰正常的生理过程。通过促排卵药获得多个卵子后,对卵子进行冷冻保存处理,此后还可以用于多次体外受精。

备孕妈妈问 试管婴儿的费用高吗?

马大夫答 每做一次新鲜周期的取卵移植,一般费用是 3 万 ~ 4 万元。不同的排卵药、不同的受精方式等都会造成费用方面的差异。